精神疾患の病態と向精神薬

精神科医

松本均彦

薬 事 日 報 社

精神疾患の病態と向精神薬　目次

精神疾患の病態

☆と☆

向　精　神　薬

はじめに

皆さんこんにちは。ねや川サナトリウムの松本均彦です。2015年から2018年の3年間にわたり、統合失調症、うつ病、不安障害等々の精神疾患の病態とそれぞれの疾患で向精神病薬が治療上どのような位置づけになるかという話を中心に薬事日報メディカル版に毎月1ページの連載をさせていただきました。

大学で教鞭を執るような立場でもなく、日々診療に追われる身ですので、最新の知見や学会のトッピクスについて過不足なくお伝えするようなことは出来ない中、精神科と関係ある方にもそうでない方にも興味を持ってもらえるような内容を、なるべく嘘のないように、それでいて自分だけの視点を大切に伝えるように意識しました。

連載中は月1回、原稿用紙6枚弱の原稿を書くのも思いのほか負担が大きく、月ごとの出来不出来のばらつきも大きかったように思いますが、それでも最初から最後まで通して見ると概ね当初イメージしたように自分らしい内容になっているなと、少し誇らしい気持ちもします。

今回連載したものを加筆、修正して書籍化して頂けることになりました。加筆はほぼ情報のアップデートですが、修正したことの一つとして、エスプリを効かすべく連載時に挿入していた映画、小説等の画像の多くを使わないことになりました。それを補うという訳ではありませんが、この項で私の趣味趣向を少しだけ書いて、後書きにつなげたいと思います。

好きな小説家はJ・D・サリンジャーとレイモンド・チャンドラーですが、村上春樹は反吐が出るほど嫌いです。漫画だと「Gunslinger Girl」（ガンスリンガー・ガール）、「ふたつのスピカ」、「湾岸ミッドナイト」あたりは何度読んだか分かりません。アニメでは「魔法少女まどか☆マギカ」、映画では「インファナル・アフェア」、ダニエル・クレイグ主演の「007シリーズ」などは飽きもせずに繰り返し見ては妻に呆れられています。

希望を抱いて精神科医を目指し、20年経った今、全てが絶望に終わってしまっているのかどうか。最後までお付き合いいただければ幸いです。

1 精神科医になるまで、精神科医になってから

私の場合は、中学・高校生の頃から色々と悩める青年でして、先々は哲学でも勉強しようかと思ったりもしていたのですが、決して貧しくはないけれど食い扶持を無視して遊んでいられるほどではない家庭で育ったので、将来の稼ぎを無視して進路を選ぶわけにもいかないな、「悩める青年」であったことを生かせる職業で食うに困らないのは精神科医なんじゃないかな、などと考え、割といい加減な理由で医学部に進みました。

そういう理由で精神科医になろうという者にとって医学部は割と厳しいところで、受験自体は物理と化学で良い点取って入れたのですが、入ってからは人の身体についてのありとあらゆることを勉強しなくてはならなくなりました。まあ、医学部なので当たり前なのですが。とは言え高校時代に生物は全然真面目に勉強してないし、端から脳味噌以外の人

の身体には大した興味もないし、もっと言えば脳味噌ですら大して興味もないし、という具合で、「なぜ自殺してはいけないのか」とかそんなことを勉強したいな、などと考えていたのに、食うに困らなそうだからという理由で医学部に行って、ホルマリン漬けのご遺体を解剖してどこにどんな臓器があるとか何だとか、そんなこと真面目に勉強するわけもなく、最初から最後まで人の身体ってものが全然分からないまま国家試験に通って医師になってしまいました。

それでも6年間、精神科医になるという志望は全く揺らがず（最後まで人の身体に興味が持てず、勉強もいい加減にしかしていないので揺らがせるわけにもいかないのですが）、卒業してすぐに精神科に進みました。

精神科は面白いところで、そうやって人の身体のエキスパートとして仕上げられて医師免許を取ったとたん、それをほぼ全部放り投げて、他科の医師から「あいつらは何もわかってない」と馬鹿にされる、そんなところです。私の場合は割とスタンダードな精神科医になったので、薬物を使うのが仕事の中心になっていて、数字や画像が出てくる割合が低いものの、普通の医者っぽいやり方で仕事をしていますが、そういうことすら放り投げて精神分析やらなにやら全然科学的でない方向で飯を食べてる精神科医も居るわけで、そうなると医師免許を持ってする仕事としては他の診療科からあまりにもかけ離れたものになってしまいます。

まあ、結果的には今の仕事で、「悩める青年」であったことはいくらか生かせているような気もするので良かったのでしょう。

で、精神科医になってから20年ほどになります。キャリアの最初は大学病院でしたので、割と当然のように2年目から大学院に進みました。ただ、高校生の頃から生物というものが全く分からないまま大学院にまで行ってしまって、研究すると言っても何も分からないし、分からないから面白くもないし、という状態でダラダラと4年過ごし、ほとんど恵んでもらうような形で博士号を取得して普通の精神科医として再出発しました。

最初に行った病院は第二警察病院（大阪府茨木市室山）という所で、名前は立派でしたが大阪の郊外にある結核療養所が転換された病院でした。精神科病棟はそんな田舎の病院のさらに別棟で、部長と医長と僕の3人、というような小さな精神科でした。今よりずっと仕事量も少なかったので、一人一人の患者さんとゆっくり話はできて良かったのですが、知識も経験も乏しかったので不幸な事故もいくつかこの病院にいる間に起こしてしまいました。

一番辛かったのは、統合失調症の患者さんのケースです。症状が重かったこともあって抗精神病薬をかなり多量に使っていたのですが、重篤な排尿障害を起こしてしまいました。バルーンカテーテルを入れて尿を出すことはできたのですが、膀胱が伸び切ってしまって自分で排尿できなくなったと泌尿器科の先生から告げられました。その後、彼はずっとバルーンカテーテルを入れられ、尿を入れるバッグを持ち運ばなくてはならなくなりました。

その後、ねや川サナトリウム（大阪府寝屋川市寝屋川公園）に移り、13年余り勤めています。ここに来てからもやはり事故は起こしているのですが、その中に決して忘れられない1人の若くして突然死された患者さんがいます。

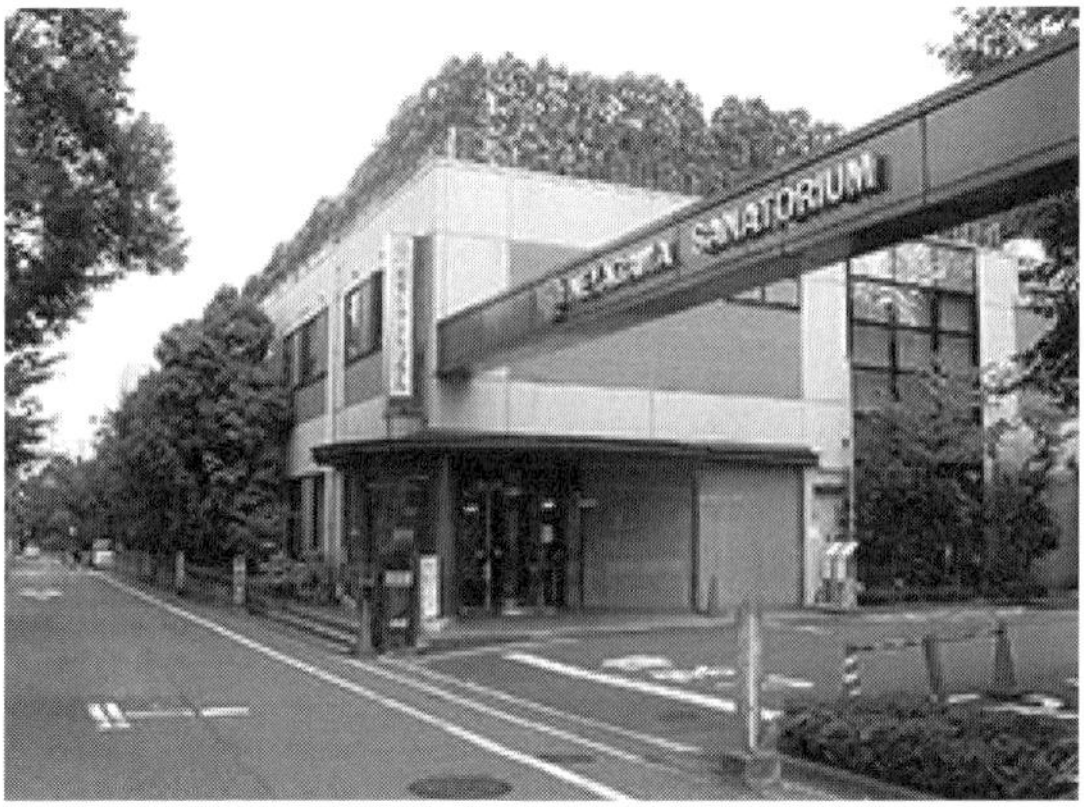

▲ねや川サナトリウム

今だったら双極性障害2型と診断するところ、当時はボーダーラインパーソナリティ障害の診断を割とバンバンする時代で、薬物療法はエビデンスはないものの、抗精神病薬も抗うつ薬も抗てんかん薬も、それこそ何でも使って、並行して心理療法で何とかするんだ、というように僕を含め多くの精神科医が考えていました。私が診ていた患者さんの1人で、そのように抗うつ薬をガンガン使って、それでもどうにもならなくて、という状態だった方がある時電車に飛び込んで亡くなってしまいました。その当時は普通によくある事例で、亡くなられたことは不幸だとは感じたものの、それ以上はあまり考えなかったのですが、その後双極性障害の捉え方が広まり、ボーダーラインパーソナリティ障害に対する考え方、治療法が変化していく中で自分の治療が完全に間違っていたことが分かってきました。そこで考え直すと、彼女は事故で亡くなられたのではなく、自分の間違った治療で死に追いやられたのでした。今の自分だったらそのような結果にならないように努力すると思いますが、当時の自分の無知が不幸な結果を招いてしまったのです。

自分が何らかの薬を処方したら、あるいは何らかの治療をしたら、その副作用でとんでもない悲惨なことになりうる、というのはこういった事故で痛感しました。診断、治療について適切な知識を持とうとする以外に、副作用について気を付けるようになったのはその経験があるからだと思います。20年やってきて、未だに不幸な事故はなくせていませんが、それでも何とか少なくしよう、少なくしよう、という気持ちはずっと持っているし、持ち続けていたいと思っています。

2 精神科という場所

近年ではメガファーマの「うつ病や認知症は精神科に相談に行くべきだ」とするコマーシャル等の効果もあって患者さんの数は増えこそすれ減ることがないのが精神科ですが、それでも依然として精神科という場所は普通の人には案外接点がないものですよね？

精神科は、大雑把に言って精神科病院、精神科クリニック、総合病院精神科の三つに分けられます。

まず、精神科病院ですが、昔でいうところの「精神病院」、もっと古い言い方だと「癲狂院（てんきょういん）」に当たります。内科や外科を併設していることもありますが、あくまでも主役は精神科で、ベッド数は病院によって様々ですが、一般的には数百床あり、巨大なものだと千床を超えます。新規抗精神病薬等の効果もあり日本の精神科医療も外来中心に移行しつつありますが、統合失調症の治療では入院が必要となることもしばしばで、現在でも統合失調症の治療では中心となる医療リソースです。諸外国と比べて入院期間が異常に長いのが日本の精神科医療の特徴ですが、その原因の多くはこの精神科病院から退院できず長期入院になる患者さんが今でも少なくないからです。それでもここ十数年では長期入院は大幅に減少しています。総合病院などと異なり、繁華街や住宅地から離れた郊外にあることが多いですが、宅地開発が進んだ結果住宅地の真ん中に建っていることもあります。

現在私が主に仕事をしているねや川サナトリウムはこれに当たります。２６７床と規模的にはそんなに大きくありませんが、救急病棟（精神科救急入院料病棟）が60床あり、大阪東北部ではかなり「忙しい」病院です。他の精神科病院と同じく長期入院の患者さんは統合失調症の方がほとんどですが、新規入院の患者さんは認知症の方が激増中です。

次に、精神科クリニックですが、これは開業にあたって準備する医療機器が少ないこともあって、精神科へのアクセスが広まるにつれ爆発的に増えています。大都市だと一つの駅に複数あったりするのはもう当たり前です。心療内科を標榜している所も多いですが、本当の意味での心療内科はほとんどなく、実際は精神科でトレーニングを受けた精神科医が心療内科も名乗っていることがほとんどです。うつ病、不安障害を中心として日常生活は送れるけれども問題を抱えているという患者さんが多く、精神科病院とは患者層は大きく異ります。

精神科クリニックを併設する精神科病院は近年多くなっており、私が勤めているねや川サナトリウムも、例に漏れずながお心療内科（大阪府交野市森北）と守口長尾会クリニック（大阪府守口市日吉町）というクリニックを持っています。そのうちのながお心療内科で私は週2日働いていますが、こちらはJRと京阪の乗り換えもできる（乗り換えというには少し歩きますが）河内磐船という駅のすぐ近くにあります。多くの精神科クリニック同様、受付、待合室、診察室だけのシンプルな診療所です。ねや川サナトリウムからそんなに遠い所にある訳ではないのに、駅近だからか、男女問わず会社勤めの方も多く、うつ病、適応障害、不安障害などの患者さんが中心です。しかし、こちらの診療所でも認知症

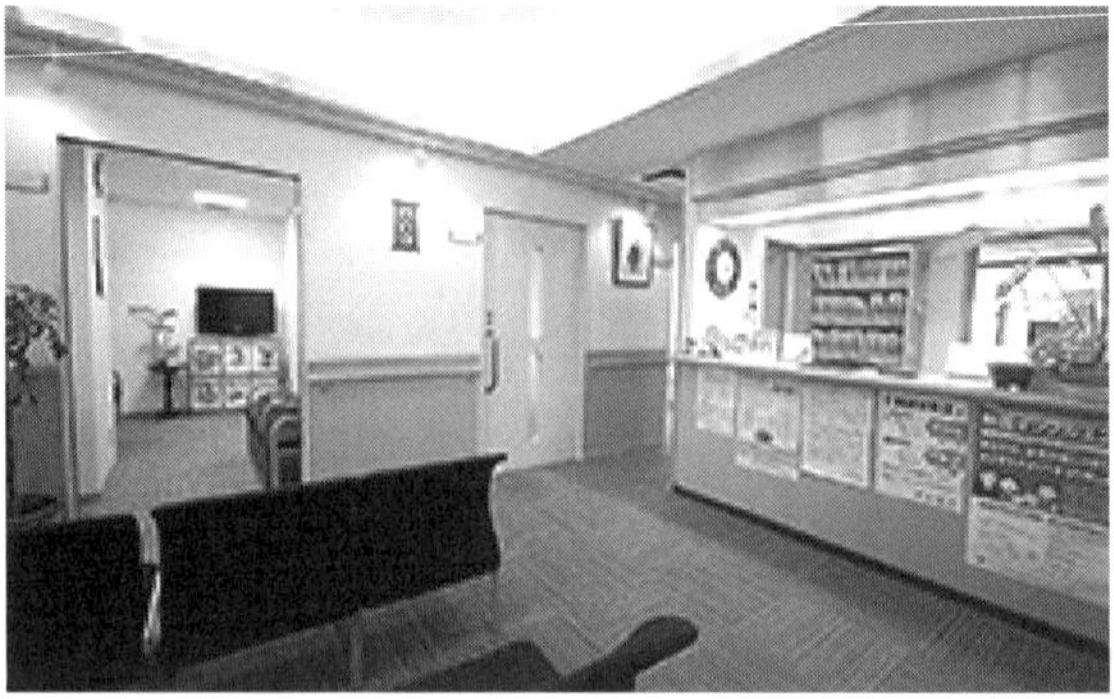

▲ながお心療内科

の患者さんは増える一方です。

そして、総合病院精神科です。文字通り、普通の病院の中にある精神科で、かつては病床も数十床程度持ち、精神科病院とは異なる患者層の入院受け皿として機能していた病院も多くあったのですが、収益性に乏しいと判断され凄まじい勢いで減少し、大阪では大学病院を除けばほとんど残っていません。入院医療とともに外来機能も止めた病院も少なくなく、現在は一般科のコンサルトに応じるリエゾン精神医学を中心にしているところが多いですが、精神科病院とも精神科クリニックとも違う雰囲気やネームバリューを求める患者さんに応える形で外来機能の残っている病院もまた僅かながら残っています。

現在の病院に来る前に勤めていた大阪第二警察病院（現在は名前も変わってしまいましたが）にあったのがこのタイプの精神科で、10年以上前のことなので病床も数十床ありました。その病院には閉鎖病棟はなかったので、統合失調症をはじめ、ありとあらゆる疾患の患者さんが入院しており、そのまま外来にも来るようなところでした。病院自体が結核療養病院として出来た郊外型の病院だったこともあり、何とものどかな精神科でした。

以上の通り、私は現在精神科病院、精神科クリニックのどちらでも仕事をしていますし、以前は総合病院でも働いていました。老人ホームや保健所のでの経験もありますので、色々な場所での経験を通じたお話ができればと思います。

ところで、それぞれの病院、クリニックの役割が違うこともあり、初めて不調を感じたら何処に行けば良いのか、と思われるかも知れませんが、ご安心下さい、お近くの精神科医療機関を受診されれば、余程のヤブ医者でない限り統合失調症でもうつ病でも認知症でもちゃんと診療します。勿論、それぞれの医者に得手不得手はありますが、精神科病院では不安障害が治らないとか、精神科クリニックでは統合失調症は診てもらえないとか、ということはないのです。

3 統合失調症：イントロダクション

今回は統合失調症という病気について、お話をしていきたいと思います。

統合失調症という病名は多くの方が耳にしたことがあると思いますが、どのようなイメージを持っているでしょう？　うつむきながらブツブツと独り言を言っている、いつ豹変して大声を上げて襲い掛かってくるか、何を考えているのか分からない怖い人、などが統合失調症の患者として一般的に抱かれるイメージでしょうか。そういった患者さんに対して、よく分からないけれども漠然とした不安、恐怖を感じる方もまた多いのではないかと思います。

他でもない、私自身も学生時代に実習で精神病院に行き、隔離病棟に鍵なしで入れられて患者さんと話をするように言われた時、直接何かをされた訳ではないのに不安で怖い感じがしました。これは一種の偏見や差別と言えるかも知れませんが、統合失調症に罹った人が、その症状が理解し難いために社会から排斥され続けてきた歴史があるので、そのような感覚を持つこと自体はある程度仕方のないことだとは思います。

しかし、精神科医になってある程度時間が経った今、統合失調症の患者さんに当時感じた不安や恐怖は全く感じません。全くです。今となっては、理由もなく怯えている医学生の相手をしてくれた患者さんにむしろ申し訳ない気持ちがする程です。それは何故でしょう？　統合失調症に罹った人はその症状で苦しんでいて、ほとんどの場合そのためにいろんなことに向ける興味や関心が症状に向けられてしまっています。時折苦しさのあまり大きな声を出したり暴れたりすることがあっても、それは病気の長い経過で見ればごく一瞬の事であるし、そういう時でも苦しさで頭の中がいっぱいになっているので、他人に危害

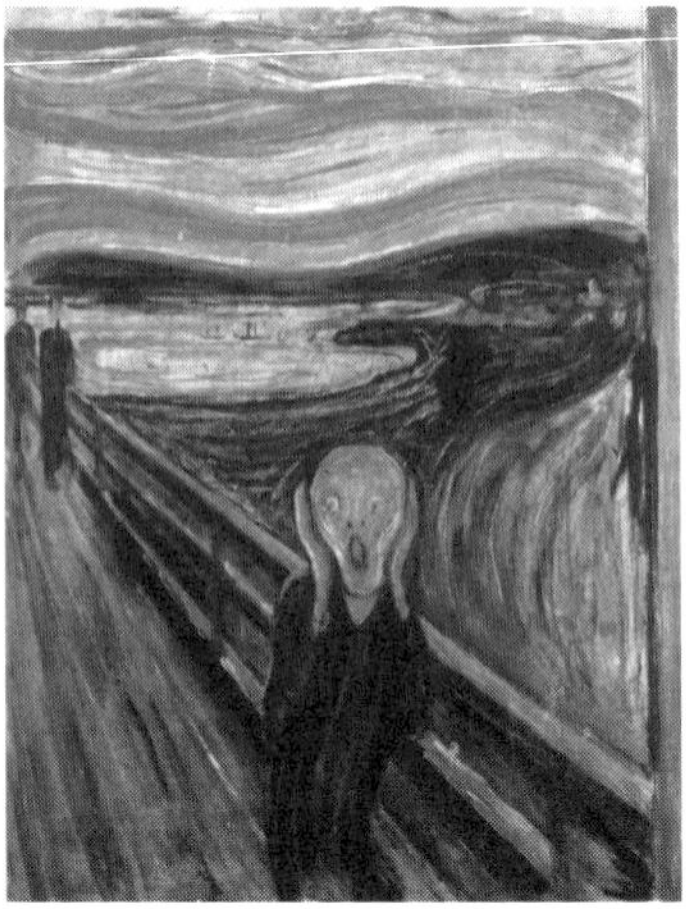

▲**叫び**：エドヴァルド・ムンク（1863〜1944）作（ウィキペディアより）

を加えようとか考える余裕なんて全くないのです。残念な事に医学生でもそんなことはほとんど分かっていないし、精神科に関わりのない方々であればなおさらですね。

ここで、ある患者さんを例に挙げます。その方は、私が最近保健所の仕事で自宅に訪問した統合失調症の患者さんです。大学を卒業してから一人暮らしをして社会人として働いている途中に発症し、自宅に戻ってもう何年もの間家から出てないし、家族以外の誰ともしゃべっていませんでした。時々自分で自分を殴ったり、独り言を言ったりしているので、家族も何とか通院させようとしてきたのですが、発症して間もない時に薬を飲んでボーっとさせられたことが怖くて、最近は全く薬も飲まない状態が続いていました。

その人とお話をして、このままではいけないと思っている気持ちは強く感じられたので、嫌なら薬は飲まなくてもいいからなんとか病院まで来てくれないか、そしたら困っていることをなんとかしてあげられるかもしれないから、と繰り返し伝えました。その結果、何とか病院に来てくれるようになったのですが、最初に病院へ来た時にメモ書きとして渡された文章が次のようなものでした（ほとんど原文のママですが、少し修飾してあります）。

知らない人が体に入っている感じがする。そのため生活を送るのが苦しい。毎日悩んでいる。知らない人が体に入って、僕の体を動かして殴られる。体に乗り移られて、僕の口を借りて「死ね」と叫ぶ。体に乗り移られて、頭の中をさわられているため、眠気がでて毎日何十時間もねてしまう。僕の胃の中の食べ物を潰されている。体に乗り移られて、気持ちの悪いことを言われる、または僕の考えや行動を先に言われる。また、正体不明の人の心の声が脳に伝わってくる。気に入らなければ殴られる。例えば、ご飯を食べているとき、「飯食うな」「お茶を飲むな」「俺が食うぞ」「早く食え」、歯を磨いているとき、「早く磨け」「奥歯を磨け」「コップをとれ」、本や新聞を読んでいるとき、「早く読め」「次はその記事を読め」「右から読め」「次は下から読め」「本を捨てるぞ」、外にでているとき、「早く歩け」「言うとおりに動け」「見るな」「トイレに行かすぞ」、親と話しているとき「しゃべるな。しばくぞ」「だべるな」「いつまでやっとんじゃ」「犬を殺すぞ」「死ね」、おふろに入っているとき「次は頭を洗え」「次！」「足を洗え」「ちゃんと洗えてない。洗え」「きたな！」「ちゃんと見ろ」、トイレに入っているとき「早く終われ」、テレビを見ているとき「うざいな。死ね」「俺の体だ」「ボケ」「頭悪いな」……。

知らない人が体に入って乗り移られる。意識してないのに勝手に体を動かされる。そのため、箸を勝手にとってしまう。ペンをとってしまう。鼻をほじられる。目をつかれる。頭をさわられる。耳をほじられる。食べ物を食べてしまう。水を飲まされる。勝手に歩いてしまう。

正体不明の人のせいで食べ物がなくってている。また家の物が壊されている。家の物がなくなっている。家の物が勝手に移動されている。例えば、食べようとしていたケーキ、シュークリームが全部なくなっている。昨日の晩に多く作ったカレー、シチューが一晩たってみるとなくなっている。炊飯器のご飯が一晩たつとない。ちょっと飲んだだけなのにお酒が空に近かった。沸かしたばかりのお茶がなくなっていた。料理が変な味がする。買ってきたお惣菜がなくなる。僕が食べているご飯、お菓子の量が減っている……。

症状で苦しんでいて、そのことで頭がいっぱいになっていて、他人に危害を加えようと考えたりする余地が全くないことを一読して感じてもらえると良いのですが。

4 統合失調症：歴史、診断など

まず、統合失調症という病気についてですが、かなり以前からその存在は知られていたものの、類似の症状を呈する一連の疾患群として病名を付けたのは19世紀ドイツの精神科医エミール・クレペリンで、当時は若くして痴呆（認知症）になる病気である、として「早発性痴呆症」としてまとめて呼んだのが始まりです。その後、スイスの精神科医、オイゲン・ブロイラーが早発性痴呆症の特徴は「精神機能の特徴的な分裂」であるとして、Schizophrenia（スキゾフレニア、分裂精神病）と呼びました。その後、日本でもSchizophrenia の語源に習い「精神分裂病」と呼ばれていましたが、２００２年に日本精神神経学会でこの呼称を改称するよう関係機関に働きかけることが採択され、現在のように「統合失調症」と呼ばれるようになりました。

どのような病気を指すのかについてはクレペリンの時代からあまり変化はなく、現在の診断基準にも概ね継承されています。診断基準は世界保健機関による「疾病及び関連保健問題の国際統計分類（ICD）」とアメリカ精神医学会が出している「精神障害の診断と統計マニュアル（DSM）」とではわずかに異なりますが、日本の臨床場面でも一般的に用いられているDSMの第5版では次のようになっています。

A　以下のうち2つ（またはそれ以上）、おのおのが1ヶ月間（または治療が成功した際はより短い期間）ほとんどいつも存在する。これらのうち少なくとも1つは（1）か（2）か（3）である。

（1）妄想

（2）幻覚

（3）まとまりのない発語（例：頻繁な脱線または滅裂）

（4）ひどくまとまりのない、または緊張病性の行動

（5）陰性症状（すなわち感情の平板化、意欲欠如）

B　障害の始まり以降の期間の大部分で、仕事、対人関係、自己管理などの面で1つ

以上の機能のレベルが病前に獲得していた水準より著しく低下している（または小児期や青年期の発症の場合、期待される対人的、学業的、職業的水準にまで達しない）。

C　障害の持続的な徴候が少なくとも6ヶ月間存在する。この6ヶ月の期間には、基準Aを満たす各症状（すなわち、活動期の症状）は少なくとも1ヶ月（または治療が成功した場合はより短い期間）存在しなければならないが、前駆期または残遺期の症状の存在する期間を含んでもよい。これらの前駆期または残遺期の期間では、障害の徴候は陰性症状のみか、もしくは基準Aにあげられた症状の2つまたはそれ以上が弱められた形（例：奇妙な信念、異常な知覚体験）で表されることがある。

D　統合失調感情障害と「抑うつ障害または双極性障害、精神病性の特徴を伴う」が以下のいずれかの理由で除外されていること。

（1）活動期の症状と同時に、抑うつエピソード、躁病エピソードが発症していない。

（2）活動期の症状中に気分エピソードが発症していた場合、その持続期間の合計は、疾病の活動期および残遺期の持続期間の合計の半分に満たない。

E　その障害は物質（例：乱用薬物、医薬品）または他の医学的疾患の生理学的作用によるものではない。

F　自閉スペクトラム症や小児期発症のコミュニケーション症の病歴があれば、統合失調症の追加診断は、顕著な幻覚や妄想が、その他の統合失調症の診断の必須症状に加え、少なくとも1ヶ月（または、治療が成功した場合はより短い）存在する場合にのみ与えられる。

ちょっと分かりにくいと思いますので、Aから順に説明していきましょう。

Aでは統合失調症の典型的な症状が列記されています。妄想とは事実に基づかないその人だけの堅い信念のことを指します。マンションの隣の住人が自分を監視して嫌がらせをしている、とか、家族が自分を病気にするように変な薬品を食事に混ぜている、といった被害妄想が多いですが、他にも嫉妬妄想、貧困妄想など様々な種類の妄想があります。幻覚とは様々な感覚のうち実態を伴わないものを指します。幻視、幻聴、幻臭などですが、統合失調症では幻聴の訴えが頻繁に聞かれます。幻視、幻味などは逆にまず聞かれません。（3）と（4）は言動がまとまりのないものになることを示しており、支離滅裂という語や、

「意味不明な言動を繰り返しており」等の表現で表されることが多いです。（5）は（4）までの症状とは違い、「生き生きとした」様子が失われて、感情がなくなってしまったように見え、無気力な様子になることを表しています。

Bは A の結果、社会機能が低下してしまうこと、つまり、それまでのその人の知能や対人関係スキルから期待できる役割を果たせなくなってしまうことを表しています。表向きの症状で困るのはAなのですが、例えば妄想性障害という病気は、Aは満たしてもBを満たさなくて、ものすごく風変わりで奇妙な信念を持っていたりするのに社会人として働いたり子供を育てたりしているので、案外不幸でないことが多いです。そういった点からは、このBに表される症状が統合失調症の辛い一面を表していると言えます。

C以降は、AやBが短期間だったり、他の病気で起こっているわけではない、ということを確認しました、という項目で、これはどのような病気にもついてくる、他の病気や薬をきちんと調べました、という意味の一文なので大した意味はありません。

上記の診断基準をものすごく簡略化すると次のようになります。

① 幻覚、妄想か極めておかしな言動があるか、感情や意欲がなくなる状態になって1カ月以上たっている。
② それに伴って本来のその人の社会的な能力が損なわれている。
③ その症状を起こしている原因が他の病気や薬物使用によるものではない。

これ以上は、歴史等でも色々と興味深いことがあると思いますが、もっと知りたい方はインターネットやDSMで調べて下されば幸いです。

5 統合失調症：初期の治療法と第一世代抗精神病薬

いよいよ薬の話に入ります。まずは第一世代抗精神病薬と呼ばれるフェノチアジンおよびブチロフェノンについての話です。

その前に、抗精神病薬が登場する前に統合失調症に対してどのような治療がなされていたのかについて説明しなくてはなりません。というのも、エミール・クレペリンが「早発性痴呆」と名前を付けたのは１８９９年で、オイゲン・ブロイラーが「スキゾフレニア」（分裂精神病）という言葉を使ったのは１９１１年なので、クロルプロマジンが登場し、統合失調症の治療に用いられたとされる１９５２年までは40年以上も間があるからです。

20世紀の初め頃に行われていた統合失調症に対する治療の一つは、心理療法、つまりお喋りでした。これは心理学の流れを汲んで、ジークムント・フロイトが精神分析として発展させたものの傍流になります。しかし、現在知られている通り、統合失調症に対して心理療法はそれほど効果があるものではなく、十分な治療結果は得られませんでした。

他には催眠療法が行なわれていたことも良く知られています。バルビツール酸系の睡眠薬が20世紀初めには登場していたこともあり、一日の大半を寝て過ごさせ、食事や入浴といった最低限必要な時間だけ覚醒させる治療が試みられていました。この治療は拘束などの物理的な行動制限は減らせたものの、症状の軽減にはあまり役に立ちませんでした。

それ以外にもインシュリンを投与して低血糖発作を強制的に起こさせる、インシュリン・ショック療法、こめかみに穴を開け、そこからメスを入れて脳に切れ込みを入れるロボトミーなども行われましたが、前者は低血糖に伴う死亡事故が多く、後者は興奮を抑えるのみならず様々な情動も破壊し、人格を損なう非人道的な侵襲術であることからどちらも衰退しました。ほぼ同時期に開始された治療に電気ショック療法があり、けいれんによる事故が多かったためこちらもあまり行われなくなっていましたが、電気機器の改良によって無痙攣電気ショック療法が可能となったこともあり、現在はその効果が見直されています。

いずれにせよ、19世紀末に統合失調症が脳の病気だろうと推定されてから約50年間、様々な治療が行われたにもかかわらず、決定的な治療法はありませんでした。そこに登場したのがクロルプロマジンで、同剤の登場によって統合失調症は初めて治療されうる疾患になったのです。

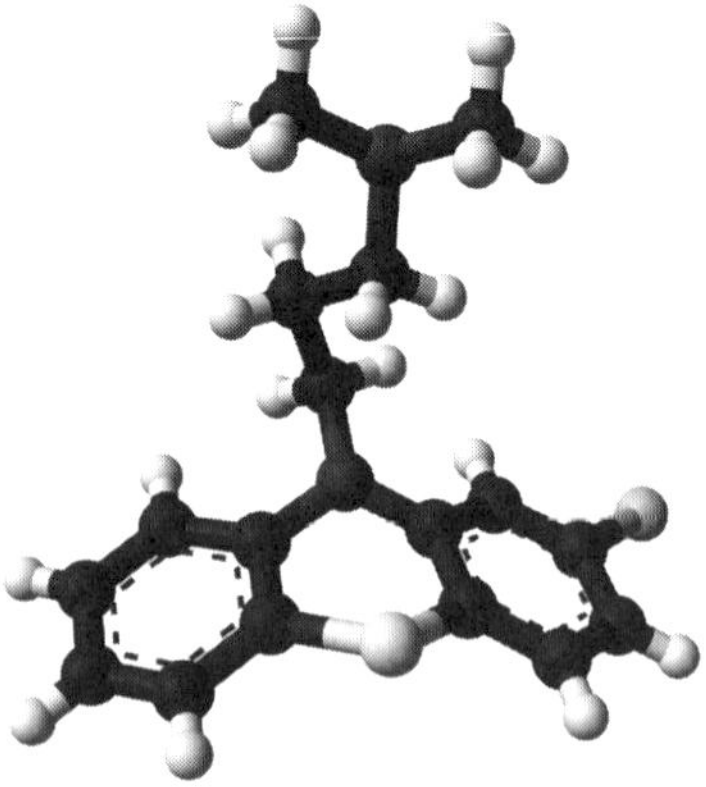

▲クロルプロマジン3次元モデル（ウィキペディアより）

フェノチアジン系抗精神病薬であるクロルプロマジンはフランスのローヌ・プーラン社によって１９５０年に開発されました。フェノチアジン系の薬物自体はクロルプロマジン以前にも合成されており、当初は合成染料として化学会社によって研究されていました。１９４０年頃にフェノチアジンに抗ヒスタミン作用があることがわかり、ローヌ・プーラン社もクロルプロマジンを抗ヒスタミン剤として開発しました。しかし、肝心の抗ヒスタミン作用が乏しく、鎮静作用が強かったため、精神安定作用を期待され術前麻酔薬として使われ始めました。その後、統合失調症、躁病の治療に効果があると論文が発表されました。確かに精神活動を抑制するのみならず、幻覚や錯乱が改善することが確

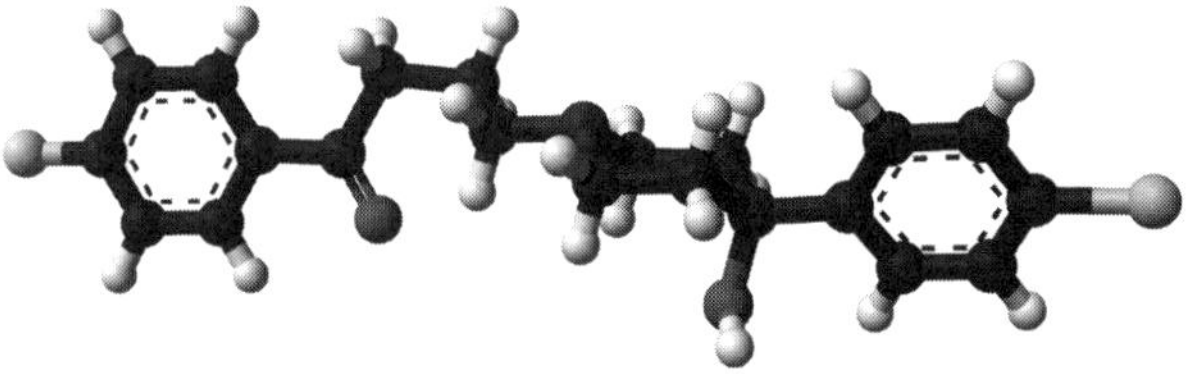

▲ハロペリドール3次元モデル（ウィキペディアより）

認され、次第に世界各国で使用されるようになりました。その後、クロルプロマジンをモデルとして同様のフェノチアジン系抗精神病薬、レボメプロマジン、フルメジン、ペルフェナジン、プロクロルペラジン、プロペリシアジンなどが次々と開発されました。

クロルプロマジンの開発から遅れること数年、ベルギーのヤンセン社によって開発されたのがブチロフェノン系抗精神病薬のハロペリドールでした。ハロペリドールはクロルプロマジンよりも幻覚、妄想に対してずっと強力な薬物でした。後の研究によってハロペリドールはクロルプロマジンよりドーパミン拮抗作用が極めて強いことがわかり、これによってドーパミン仮説という統合失調症の原因仮説が立てられ、新しい抗精神病薬の開発もそれによってさらに進むこととなります。その後、ハロペリドールをモデルとして、同様のブチロフェノン系抗精神病薬であるブロムペリドール、ピパンペロン、スピペロン、チミペロンなどが次々と開発されました。

フェノチアジン系抗精神病薬、ブチロフェノン系抗精神病薬はその後の20世紀後半を通じて統合失調症治療の主要な薬物の地位を占め続けました。それぞれに比較的分かりやすい特徴を備えていたこともこれら2系統の薬剤が用途に応じて使い分けられながら現役であり続けた要因だと思われます。フェノチアジンは、ドーパミンを介した抗幻覚妄想作用はその後の薬剤よりは弱いものの、かなり強力な鎮静、睡眠作用を有しており、精神病症状をマイルドに抑えつつ、興奮を強く抑えることができました。一方、ブチロフェノンはフェノチアジンよりはるかに強いドーパミン受容体拮抗作用を有し、おそらくはそれによる強い抗幻覚妄想作用を有していました。

近年ではその後登場した様々な抗精神病薬が主流になっていますが、それでもフェノチアジン系であればクロルプロマジン、レボメプロマジンは現在でも安価で依存性の少ない睡眠薬、あるいは興奮を抑制する薬剤として用いられることは少なくありませんし、ブチロフェノン系のハロペリドール、ブロムペリドールの抗幻覚妄想作用は現在使われている新しい抗精神病薬と比較しても十分強いものであり、忍容性のある症例に対しては今でも用いられています。

これらの抗精神病薬は、内服ないし筋肉注射で投与されることがほとんどですが、特殊なデポ剤（長時間作用型注射剤）というものがあります。現在日本ではフルフェナジン、ハロペリドールなど数種類が販売されています。これは筋肉注射で、1ヶ月間効果が持続するため、薬の飲み忘れを心配することなく治療を続けられるメリットがあります。

6 統合失調症：第二世代抗精神病薬

フェノチアジンとブチロフェノンが20世紀半ばに登場し、統合失調症の治療は劇的に変化しました。しかし、それほど間を置くことなく、フェノチアジンとブチロフェノンが何の問題もない夢の薬ではないことに気付かされることになります。まず、それらの薬は今まで試みてこられた様々な治療法よりは効果があったものの、すべての患者に効果があるわけではありませんでした。

統合失調症の症状は、陽性症状と陰性症状と呼ばれるものがあり、幻覚や妄想といった見るからに奇妙だと分かるし興奮も伴うような症状を陽性症状と呼び、統合失調症を発症してから長期間経過してしまった患者さんに多く見られる、一日中同じ場所で何もせずじっとしていたり、他の人間を避けて世捨て人のようになってしまったりする、いわゆる「陰にこもる」症状を陰性症状と呼ぶのですが、フェノチアジンとブチロフェノンは陽性症状にはいくらか効果があったものの、陰性症状にはほとんど効果がありませんでした。

また、副作用の問題も少なくありませんでした。第一の問題は錐体外路症状でした。フェノチアジン、ブチロフェノンのドーパミン拮抗作用による抗幻覚妄想作用は、同時に黒質線条体のドーパミンの活動を抑える方向にも働き、手足の震え、こわばり、運動機能の低下、仮面様顔貌といったパーキンソン病で見られる症状が副作用として見られました。他にはムスカリン性アセチルコリン受容体遮断作用による便秘や、ヒスタミンH１受容体遮断作用による肥満など、様々な副作用が見られました。これらの二つの問題、陰性症状への効果が乏しいこと、様々な副作用が出現すること、を解決することがフェノチアジン、ブチロフェノン以降の薬剤に求められる課題になりました。

１９７０年代に発売されたクロザピンは陽性症状のみならず、陰性症状にも効果があり、さらにはフェノチアジンやブチロフェノンで見られた副作用を大幅に軽減していました。特に、陰性症状への効果は絶大で、統合失調症の治療はこの薬剤によって大きく前進するように思われました。しかし、残念ながら発売後まもなく無顆粒球症という深刻な副作用が見られたため発売中止となってしまい、結局日本では用いられないまま何十年も経過していました。しかし、その効果が他に類のないものであったこともあり、十分な監視下で使用することを条件に再度発売され、２００９年に日本でも漸く発売されました。

クロザピンの受容体遮断作用は第一世代のそれとは全く異なったものでした。ドーパミンD2受容体の遮断作用が比較的弱い一方、セロトニン受容体遮断作用が強く、これはドーパミン拮抗作用による副作用が出ない理由であろうと考えられ、後にその特徴を持つ薬剤としてSDA（serotonin-dopamine antagonist）が開発されることになりました。また、ベンゾジアゼピン骨格を持ち、ドーパミン、セロトニン以外の様々な受容体を遮断することがフェノチアジンやブチロフェノンと異なり陰性症状へも効果を示すのだろうと考えられ、後にその特徴を受け継いだ薬剤としてMARTA（multi-acting receptor targeted antipsychotics）が開発されることになりました。

いずれにせよ、クロザピンは、最初の抗精神病薬であるフェノチアジンやブチロフェノンでは治療困難であった症例にも光明をもたらした最初の薬剤であり、フェノチアジンやブチロフェノンを定形抗精神病薬と呼ぶのに対し非定型抗精神病薬と呼んだり、明らかに新しい世代の薬剤であるとして、従来の抗精神病薬に対して、第二世代抗精神病薬と呼んだりします。

先ほど書いた通り、クロザピン以降の非定型抗精神病薬はSDAとMARTAの二つの系列に分けられます。ＳＤＡはドーパミン受容体遮断よりも強いセロトニン受容体遮断作用を持たせることが副作用の軽減に繋がると考えて開発されており、言い換えれば、強くドーパミン受容体遮断しつつ副作用は減らしたいという意図をもって開発された薬剤系列です。事実、リスペリドン、ペロスピロン、パリペリドンはハロペリドールより強い抗幻覚妄想作用は示さないものの、錐体外路症状は大幅に減少させました。

ＳＤＡに続いて日本独自の薬剤としてＤＳＡ（dopamine-serotonin antagonist）と呼ばれるブロナンセリンがありますが、これはＳＤＡの抗幻覚妄想作用を、もう少しハロペリドールと同等以上に強化した薬剤を求めて開発されたもので、正直なところ抗精神病薬の歴史を俯瞰的に見る限り後退しているような印象は否めない薬剤と言えますが、定形抗精神病薬の副作用はとても受け入れられないが非定型抗精神病薬の作用には不満を感じている医師達によって積極的に使われています。

それに対し、ＭＡＲＴＡは、クロザピンの致命的な副作用である無顆粒球症を出現させず、クロザピンと同じような陰性症状への強い効果を期待して開発された薬剤で、ＭＡＲ

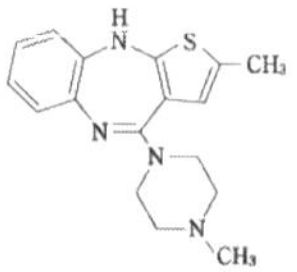

▲**オランザピン**（添付文書より）

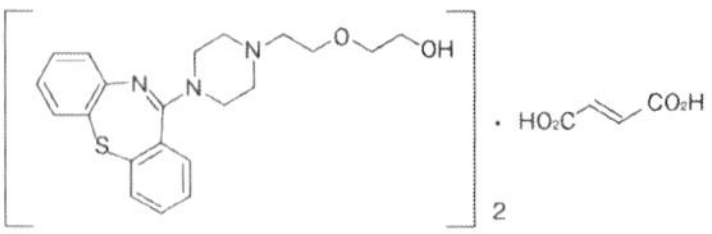

▲**クエチアピン**（添付文書より）

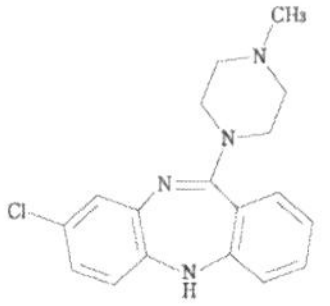

▲**クロザピン**（添付文書より）

ＴＡであるオランザピン、クエチアピンは共にクロザピンと極めて似通った構造を持っています。オランザピン、クエチアピンという薬剤はクロザピンほど陰性症状に劇的な効果は発揮しませんでしたが、それでも定形抗精神病薬やＳＤＡと比べると陰性症状には有効でした。２００９年に日本で発売されて以降もクロザピンの使用には医師・患者登録制による厳密なモニタリング下での使用が義務付けられており、そのような制約がないオランザピン、クエチアピンは陰性症状に対する第一選択薬として幅広く用いられています。

　しかし、あまりにも幅広く用いられた結果、クロザピンの改良品、難治例への特効薬として生まれたはずのMARTAは本来の用途を離れ、抗幻覚妄想作用を主に期待される場面でも頻繁に使用されるようになりました。MARTAには無顆粒球症や錐体外路症状といった副作用はほとんど出ないものの、全く異なる深刻な副作用があったため、後に大きな問題を生じました。

7

統合失調症：MARTAの問題、アリピプラゾールの登場とそれから

オランザピン、クエチアピンという二つのMARTAと呼ばれる抗精神病薬が本来の用途を離れ、ありとあらゆる場面で用いられるようになったのですが、MARTAにも深刻な副作用がありました。それは、血糖、血中脂質の代謝異常を起こし、しばしば著しい体重増加をもたらすというものでしたが、体重増加といったレベルに留まらず、深刻な高血

糖から死亡事故に至らしめることもあるというものでした。特にオランザピンはクエチアピンよりも頻度、程度とも重篤な副作用が出現し、平成14（２００２）年4月16日に厚生労働省から血糖値上昇による糖尿病性ケトアシドーシス及び糖尿病性昏睡について緊急安全性速報が出される事態となりました。その結果、オランザピン、クエチアピンは糖尿病患者への投与が禁忌とされ、臨床現場でも血糖値のモニタリングが以前より頻繁に行われるようになりました。

ここまで抗精神病薬の項を読み進めて来られてお気付きだと思いますが、フェノチアジンやブチロフェノンといった初期の薬剤からＳＤＡ、ＭＡＲＴＡといった次の世代の薬剤まで、抗精神病薬の歴史は効果そのもの以上に副作用との戦いの歴史でした。その戦いの歴史に幕を下ろす可能性を秘めた薬剤として登場したのがアリピプラゾール（商品名：エビリファイ）でした。アリピプラゾールが日本で発売されることになったとき、製品説明を受けて「こんな嘘みたいな薬はありえない、そんなに都合よく効くはずがない」と感じたことを思い出しますが、受容体遮断の特性等を聞く限り、アリピプラゾールは夢のような薬でした。

アリピプラゾールは比較的強力なドーパミンＤ２受容体との結合作用を有していながら、完全に信号伝達を遮断しないという、極めてユニークな特性を持っている薬剤です。ドーパミンＤ２受容体の遮断作用が抗精神病作用の重要なポイントであることは以前から分かっていましたが、抗精神病作用を示す用量は比較的狭く、それより少ないと効果が乏しく、多いと錐体外路症状に悩まされるといった問題がありました。アリピプラゾールは完全にドーパミン遮断をしない結果、錐体外路症状がほとんど出現しなかったばかりか、ＭＡＲＴＡのように様々な受容体をデタラメに遮断することもなかったため、糖、脂質代謝系の副作用もほぼ呈さず、結果として副作用のほとんどない抗精神病薬となったのです。

しかし、アリピプラゾールの優れた特性は、登場当初はあまりよい結果をもたらしませんでした。極めて特殊な作用機序を持っていたこともあり、強い期待感をもって現場では歓迎され、それまでの抗精神病薬で治らなかった患者さんに次々使われたのですが、実に驚くほど多くの患者さんが悪化したのです。幻聴を訴えていなかった患者さんは幻聴が酷くなったと訴え、静かに病棟で過ごしていた患者さんは今まで見せたことのないほど興奮するようになりました。

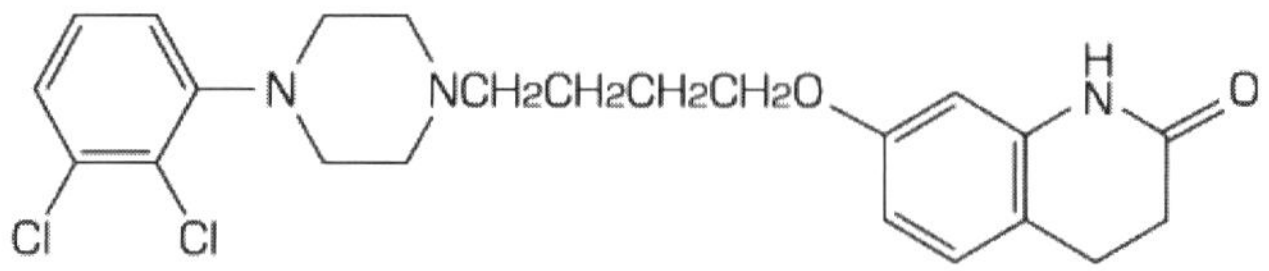

▲アリピプラゾールの構造式（添付文書より）

現在はその原因はある程度明らかになっています。神経細胞のドーパミン伝達が遮断され続けると、少なくなったドーパミンによる信号を何とか伝えようとしてドーパミン受容体の感受性が高まります。アリピプラゾールによるドーパミン遮断は正常な神経細胞では適切なレベルになるのですが、そのように感受性が高まっている神経細胞ではドーパミンによる信号が過剰に伝わり、幻覚妄想状態を始めとする精神病症状を示してしまうのです。

このような形で精神病症状を示す状態はドーパミン過感受性精神病とも言われており、これに対する適切な対応は可能な限りゆっくりと減薬を行うしかないと言われています。登場当初のように大量の抗精神病薬をすでに飲んでいる患者さんにアリピプラゾールを徐々に追加していくのはむしろ逆効果だったのです。

理論上は極めて優れた薬剤であったアリピプラゾールですが、

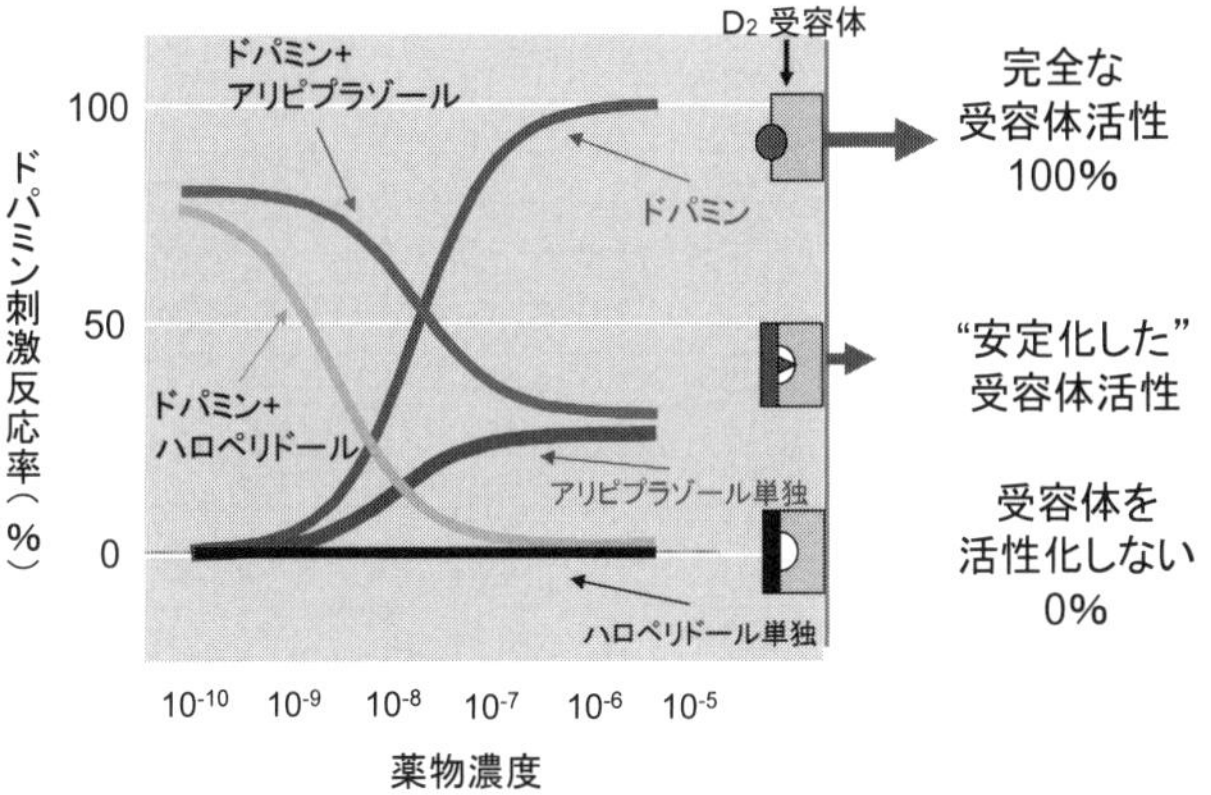

▲アリピプラゾールの部分作動薬としての作用（著者作成）

現場では大きな混乱をもたらしてしまい、その結果現在まで使いにくい薬剤であるとの印象を広く持たれてしまうことになりました。それでも、副作用が極めて少ないことは確かであり、その美点を何とか活かそうとした医師に根気よく使われ続けた結果、特性をきちんと理解して使う限りは現時点で最高の抗精神病薬であるとの評価が日本でも確実に広まっていると思われます。事実、副作用に関して日本よりははるかに敏感なアメリカ合衆国ではアリピプラゾールが抗精神病薬としてのみならず、向精神薬の中で、さらにはすべての薬剤の中でトップの売上を誇るまでになりました。

抗精神病薬が77億ドルも売れたことが良いこ

			NAT Nov 2014		
	Products	Company	US$mn	%Market Share	%Growth
	US Industry		368,784	100.0	12.4
1	Abilify®	OTS	7,725	2.1	19.7
2	Sovaldi®	GS-	7,570	2.1	
3	Humira®	AV1	7,005	1.9	28.0
4	Nexium®	AZN	6,016	1.6	-1.8
5	Crestor®	AZN	5,808	1.6	9.0
6	Enbrel®	AAI	5,419	1.5	15.8
7	Advair Diskus®	GSK	4,857	1.3	-5.7
8	Remicade®	JAN	4,487	1.2	8.9
9	Lantus Solostar®	S.A	4,343	1.2	45.3
10	Copaxone®	TVN	3,833	1.0	2.6
	Top10		57,062	15.5	29.5

▲医薬品売上げトップ10（2013年12月～2014年11月）
（The 2014 U.S Pharmaceutical Market: Trends, Issues & Outlook
http://www.gphaonline.org/media/cms/Doug_Long_1.pdfより）

となのかどうかはともかく、日本で開発されたアリピプラゾールがアメリカでナンバーワンになるまでに支持されているにもかかわらず、肝心の日本ではオランザピンと売り上げを競い合っていたというのは大変嘆かわしいことでした。

アリピプラゾール以降日本で発売された抗精神病薬として、2018年5月現在、ブロナンセリン、クロザピン、パリペリドン、アセナピン、ブレクスピプラゾールがあります。ブロナンセリンとパリペリドンはSDAのバリエーションで、世代的にはリスペリドンと同じものですし、クロザピンは前項で書いた通りオランザピン、クエチアピンなどのM

ARTAと呼ばれる薬剤達の御先祖様と言うべき薬剤で、世代的にはむしろ古いものです。アセナピンはオランザピン、クエチアピンとはかなり異なる受容体への作用がありますが、それでもMARTAのバリエーションであり、世代的にはそれほど新しいものとは言えません。それらと比較するとやはりアリピプラゾールは一世代新しい薬剤であると言えます。2015年には持続性筋注製剤も発売され、これによって、日常生活で問題となる副作用がほとんどなく、月に1回注射するだけで良いという、患者さんにとって大きなメリットのある薬剤が選べるようになりました。

8

統合失調症：ブレクスピプラゾール

ブレクスピプラゾールは2018年に発売された、アリピプラゾールの後継品です。アリピプラゾールは理論上極めて優れた薬剤であったにもかかわらず、一部の医師から高い評価を得る一方で一部の医師からは極めて使いにくいとの評価がありました。ブレクスピプラゾールはそういった評価を受け、アリピプラゾールを改良した薬剤です。改良点は大きく言うと三つあります。①副作用と効果のバランスをよりマージンを削る方向でチューニングし、②SDAの特性を踏まえてセロトニン受容体遮断作用を強化し、③用量設定をより単純化した――のです。

一つ目の「副作用と効果のバランスをよりマージンを削る方向でチューニング」ですが、アリピプラゾールの比較的強力なドーパミンD2受容体との結合作用を有していながら、完全に信号伝達を遮断しないという、極めてユニークな特性をそのままに、より信号伝達を遮断する方向に持って行ったということです。これは、アリピプラゾールが多くの患者さんには十分と言えるドーパミン遮断を示している一方で、一部の患者さんには不十分であり、よりシビアなドーパミン遮断を求められたという背景があります。

これだけではドーパミン遮断による副作用が増えると推測されますが、それを補うべく

「SDAの特性を踏まえてセロトニン受容体遮断作用を強化」しています。ドーパミン遮断を抑えるためにセロトニン受容体遮断作用を強くすることはクロザピンを参考にリスペリドン以降のSDAと呼ばれる薬剤が行ってきた方法であり、それとアリピプラゾールの特性を併せることで、ドーパミン遮断を強めながら副作用を出現させないようになっています。

そして、三つ目の「用量設定をより単純化」ですが、アリピプラゾールはそれまでの抗精神病薬同様十分効果が出るまで徐々に増量すること、患者さんに応じて適切な用量を維持することが求められていましたが、ブレクスピプラゾールは初期用量と維持用量の2段階しか設定されていません。重症であろうが軽症であろうが一つの用量で全部カバーするということです。これには従来の抗精神病薬の増量法に慣れた精神科医からの反発もあるでしょうし、不要に高価な薬剤を用いられるとする患者さんらの批判もあるでしょうが、精神科医の技量が不十分であるために適切な用量が使用されず、結果として症状の悪化を招くことはしばしばあるため、良い側面もかなりあると思われます。また、初期用量で観察するのに必要な期間が4日間しかなく、これは今までに発売された抗精神病薬では最短になります。治療域まで急速に増量できることになるため、救急病棟などでも積極的に用いやすくなりました。

アリピプラゾールが登場した時に「こんな嘘みたいな薬はありえない、そんなに都合よく効くはずがない」と疑いもありながら夢のような薬だと思ったと書きましたが、このブレクスピプラゾールの登場に際してはアリピプラゾールが「嘘の薬ではないのは分かったけど、もうちょっと良くして欲しい点もあるよね」という自分の体験にドンピシャで解決策を打ち出してきたことに「嘘みたいだけど、凄い薬が出てきたんだな」と感嘆するほかありませんでした。

有機化合物で統合失調症の治療を進めるというのが20世紀後半から21世紀初頭までの精神科だったと振り返る日がいつか来ると思われますが、その最後の輝きと言って良いほどの特性を持っており、現時点で最高の抗精神病薬に仕上がっていると言えます。

9 うつ病：診断基準について

うつ病は統合失調症よりは発病率も高く、言ってみればありふれた病気です。しかし、ありふれた病気であるにもかかわらず、うつ病も統合失調症同様、世間一般に十分正しく理解されているとは言いがたい病気でもあります。では、うつ病とはそもそもどういう病気でしょうか。統合失調症の時はＤＳＭの第５版を出して説明しましたが、ＤＳＭは第４版と第５版の間でうつ病と躁うつ病（双極性障害）に関して大きな変更が入ったばかりで議論の余地が大きいため、ここではＩＣＤ―10を出して説明したいと思います。ＩＣＤ―10のうつ病エピソード（Ｆ32）の説明は次の通りです。

【以下に記述される3種類すべての典型的な抑うつのエピソード（軽症、中等症、および重症）では、患者は通常、抑うつ気分、興味と喜びの喪失、および活力の減退による易疲労感の増大や活動性の減少に悩まされる。わずかに頑張ったあとでも、ひどく疲労を感じることがふつうである。他の一般的な症状には以下のものがある。

集中力と注意力の減退／自己評価と自信の低下／罪責感と無価値感（軽症エピソードであってもみられる）／将来に対する希望のない悲観的な見方／自傷あるいは自殺の観念や行為／睡眠障害／食欲不振。

気分の落ち込みは日による変化が少なく、しばしば環境に対しても無反応であるが、しかし、日がたつにつれて特有な日内変動を示すことがある。躁病エピソードと同じように、臨床像には明らかに個人差があり、とくに思春期には非定型的な症状を示すことがふつうである。症例によっては、時に不安、苦悩および精神運動性の激越が抑うつ症状よりも優勢であったり、易刺激性、過度の飲酒、演技的行動、そして以前から存在していた恐怖症や強迫症状の増悪、あるいは心気症的とらわれなどの症状が加わることによって、気分の変化が隠されたりすることがある。うつ病エピソードは、重症度の如何に関係なく、ふつう少なくとも2週間の持続が診断に必要とされるが、もし症状がきわめて重症で急激な発症であれば、より短い期間であってもかまわない。

上記症状のいくつかが際立っていたり、特別に臨床的な意義があると広く認められている特長的な症状を現すようになることがある。このような「身体性」症状の最も典型的な例は、次のものである。ふつうは楽しいと感じる活動に喜びや興味を失うこと。ふつうは楽しむことができる状況や出来事に対して情動的な反応性を欠くこと。朝の目覚めがふだんより2時間以上早いこと。午前中に抑うつが強いこと。明らかな精神運動静止あるいは焦燥が客観的に認められること（他人から気づかれたり報告されたりすること）。明らかな食欲の減退。体重減少（過去1ヶ月間で5％以上と定義されることが多い）。明らかな性欲の減退。通常、この身体性症候群は、これらの症状のうちおよそ4項目が明らかに認められた場合、存在するとみなされる。】

ＩＣＤ―10の説明はダラダラと分かりにくいと思うのですが、最初の段落に書かれた内容が一番重要です。この後で重症度ごとに軽症、中等症、および重症、に分けて説明があるのですが、最も軽い軽症抑うつエピソードの診断基準によると、【抑うつ気分、興味と喜びの喪失、および易疲労性が通常うつ病にとって最も典型的な症状とみなされており、これらのうちの少なくとも二つ、さらに（中略）他の症状のうちの少なくとも二つが、診断を確定するために存在しなければならない】とされています。ここで言う他の症状とは、集中力と注意力の減退／自己評価と自信の低下／罪責感と無価値感（軽症エピソードであってもみられる）／将来に対する希望のない悲観的な見方／自傷あるいは自殺の観念や行為／睡眠障害／食欲不振、などの典型的な3症状とされない症状のことです。中等症、重症では多少異なるものの、典型的な症状は少なくとも二つ必要で、他の症状は軽症から重症までの様々な重症度や、その人の文化水準等に応じて出たり出なかったりしますが、それでも最低二つは必要だとされています。

また、「身体性」症状は、主要な症状とその他の症状をひっくるめて出てくる様々な兆候について記載されていますが、これも出たり出なかったりでいい加減な話なので、決定的な診断基準にはなりません。例えば、「俺はしょうもない人間で、生きててもしょうがない、もう死ぬしかない」と訴えていて、食欲不振で体重が減っていて、夜もほとんど寝られなくなっていて、それでも娯楽に興じる元気がある人は、主要な3症状のうち二つあ

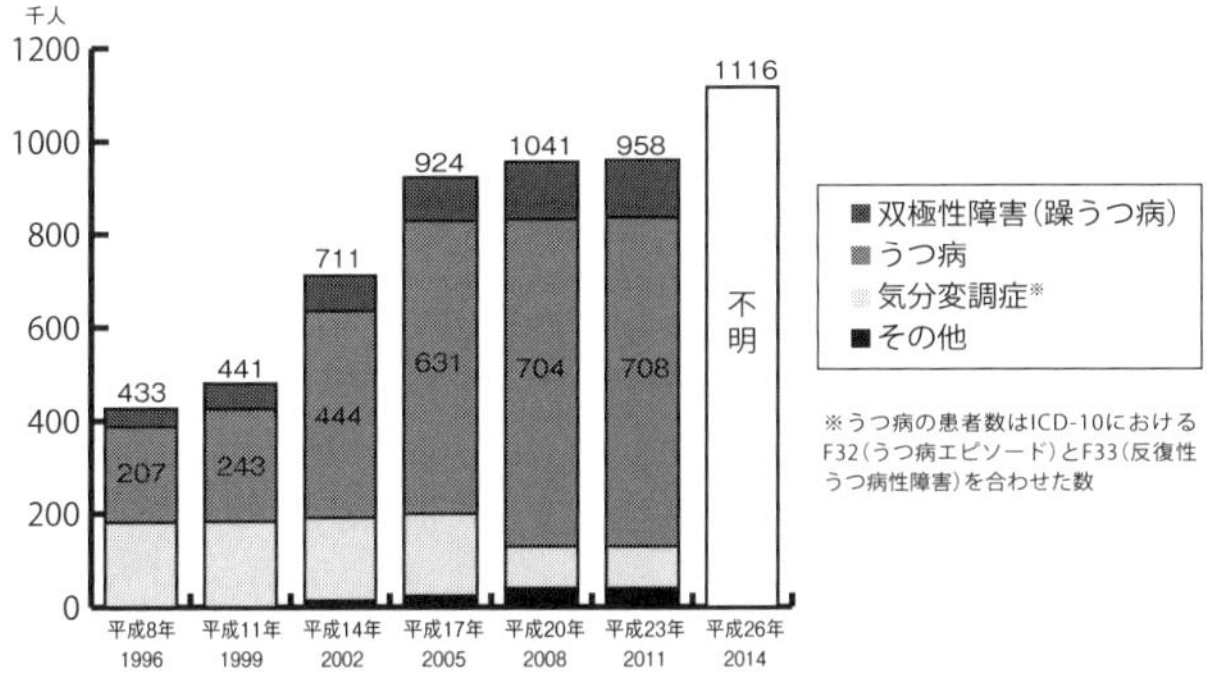

▲気分障害患者数の推移（厚生労働省「患者調査」をもとに作成）

るとは言えない（気分の落ち込みはあっても、喜び、興味関心は失っていないし、活力も残っている）ので、うつ病とは言えません。そりゃそうです、俺なんか生きていてもしょうがない、毎日毎日憂鬱だと言いながら夜も寝ず、ご飯も食べずにオンラインゲームに熱中しているニートがうつ病と診断されてはたまりません。

しかし、ＩＣＤ―10、ＤＳＭで診断基準が作られたのは良いのですが、あくまで主観的な症状による診断であるという限界もあり、うつ病という病気の存在が広く知られるようになった結果、先ほどあげたニートのような例でもでもうつ病と診断されるようなことが多くなり、抗うつ薬も猛烈に売れるという結果になりました。さらに悪いことに、ＤＳＭの第５版では次のような注釈までついています。

注：重大な喪失（例：親しい者との死別、経済的破綻、災害による損害、重篤な医学的疾患・障害）への反応は、基準Ａ（著者注：ここでは記載していません）に記載したような強い悲しみ、喪失の反芻、不眠、食欲不振、体重減少を含むことがあり、抑うつエピソードに類似している場合がある。これらの症状は喪失に際して生じることは理解可能で、適切なものであるかもしれないが、重大な喪失に対する正常の反応に加えて、抑うつエピソードの存在も入念に検討すべきである。その決定には、喪失についてどのように苦痛を表現するかという点に関して、各個人の生活史や文化的規範に基づいて、臨床的な判断を実行することが不可欠である。

ここで言っているのは、悲しくて当たり前の時に悲しんだり落ち込んだりしている人もうつ病を疑ってかかれ、ということです。僕はこれには全く賛同できません。病気の人をきちんと拾い上げることは診断基準として大切なことですが、病気でない人まで病気と判断しかねないような診断基準は、医学的権威と製薬会社が結託して作り上げた邪悪なものであると考えられてもしょうがないと思います。皆様はどう感じられたでしょうか？

10

うつ病：様々な問題

前回の話を簡単にまとめると、「気分の落ち込み」、「喜び、興味関心の喪失」、「活力の低下」、の三つのうち最低二つが2週間以上見られることがうつ病の診断には必要で、最近では、悲しくて当たり前の時に悲しんだり落ち込んだりしている人もうつ病を疑うように診断基準が作られている、ということになります。

「気分の落ち込み」、「喜び、興味関心の喪失」、「活力の低下」、は確かに辛いものですが、これは失恋、志望校の入試での不合格、仕事上での失敗、離婚、家族やペットとの死別、そういった様々な悲しい経験に伴って病気ではない健常人でもしばしば経験することです。これを病気と判断しかねないような診断基準は如何なものでしょうか。失恋で何もかも楽しくなくなり、気分が落ち込んだ状態になる人は多いと思いますが、そのうち本当の病気になる人が何%いるでしょう？　また、家族と死に別れて同様の状態になる人もかなり多く、そういった状態は一般的に十分長い時間続くものだと思いますが、それは病気と呼ばれるべきものでしょうか？　診断基準では「各個人の生活史や文化的規範に基づいて、臨床的な判断を実行する」とは書いてありますが、同時に「抑うつエピソードの存在も入念に検討すべき」とあります。前回も書きましたが、これはあまり良い兆候ではありません。診断や治療に医師の裁量が大きいのが精神医学の特徴ですが、診断基準にこのように書かれてしまっては、病気でもない人を病気に仕立てることが簡単になってしまいます。

病気なのか、病気とは言わないのかは微妙な問題で、特にうつ病でみられる症状は健常人でもしばしば見られることから一層複雑なものとなります。そのような問題に対して示された一つの解が「適応障害」です。皇太子妃が「適応障害」であると報道されたこともあって、一躍知名度を上げた適応障害ですが、その診断基準はＤＳＭの第５版では次のようになっています。

1　はっきりと確認できるストレス因に反応して、そのストレス因の始まりから３ヵ

月以内に情緒面または行動面の症状が出現

2　これらの症状や行動は臨床的に意味のあるもので、それは以下のうち一つまたは両方の証拠がある

（1）　症状の重症度や表現形に影響を与えうる外的文脈や文化的要因を考慮に入れても、そのストレス因に不釣り合いな程度や強度を持つ著しい苦痛

（2）　社会的、職業的、または他の重要な領域における機能の重大な障害

厳密には適応障害には抑うつが強いもの、不安が強いものなどの下位分類がありますが、実際はそこまで区別されておらず、「何か原因があって不調になっている」ケースでは多くの場合適応障害と診断されています。これはこれで問題もあるのですが、うつ病の診断が広まりすぎ、障害年金や通院医療費公費負担制度などに影響を及ぼさないようにする精神科医の善意が現れていると思います。ちなみに、適応障害であっても薬物療法は行われますし、その際は抗うつ薬が一般的にも用いられます。

ここで少し話題を変えましょう。うつ病に関してはあまり良くない改定がされたＤＳＭ

の第5版でしたが、うつ病に関連してもっと大きな改定がされています。それまでは気分障害として一括りにされていたうつ病と躁うつ病がそれぞれ別の病気とされたという点です。もちろん今までもうつ病と躁うつ病は違う病気でしたが、気分障害と一括りにされることで治療も診断も境目があいまいになっていました。うつ病でも躁うつ病でも抑うつ気分が見られるのですが、その治療法は全く異なります。うつ病では抗うつ薬が第一選択薬となるのに対し、躁うつ病では基本的に抗うつ薬を使ってはいけないことになっています。うつ病も比較的よく見られる疾患ですが、躁うつ病もそれほど珍しい病気ではありません。専門医が意識してうつ病と躁うつ病をきちんと見分けるようにしていてもはっきりと鑑別できないことが多く、さらに世間ではその違いが十分浸透していないので、躁うつ病に抗うつ薬を使われていることはしばしばあります。多くの場合、躁うつ病の抑うつ気分は抗うつ薬に対する反応が乏しく寛解には至らないばかりか、改善したように見えても今度は躁状態や躁うつ混合状態に陥ってしまうことがほとんどです。

患者さんによくするたとえ話なのですが、まず、巡航中の飛行機を頭に思い浮かべて下さい。そして、何らかの理由で高度が保てなくなっている状態が抑うつ状態だと想像して

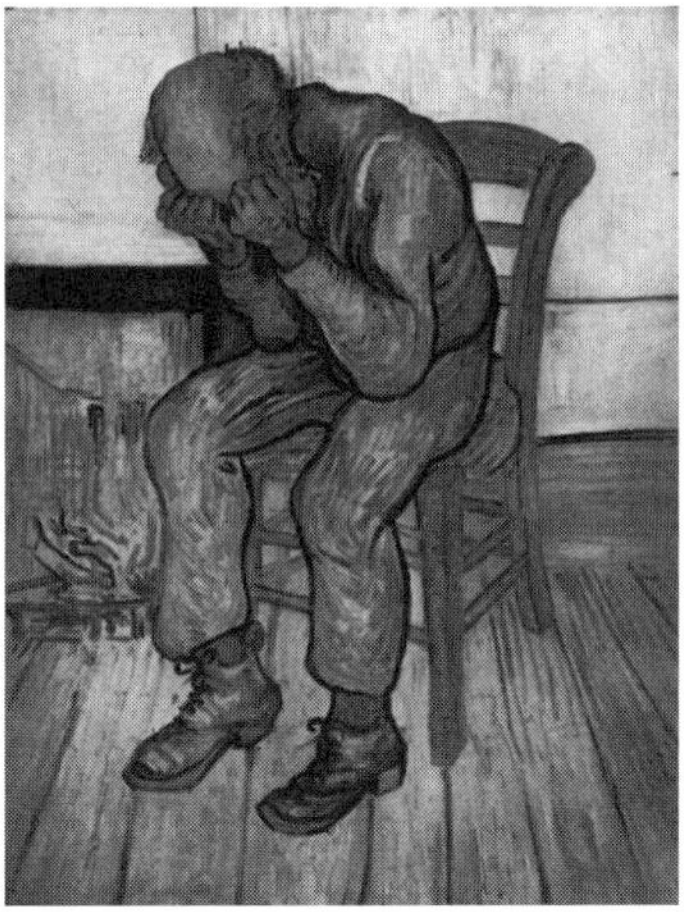

▲**悲しむ老人**：フィンセント・ファン・ゴッホ（1853〜1890）作（ウィキペディアより）

もらいましょう。うつ病の場合、高度が下がってしまっているのはエンジンの出力不足です。燃料不足が原因なのか、エンジンの故障によるものかはともかく、この場合、出力を上げてやることが必要であり、それが抗うつ薬による治療に相当します。日本航空350便の墜落（1982年2月）は逆噴射によるものなので厳密には違いますが、うつ病で見られる高度低下は350便に近いものがあります。

躁うつ病では話は全く異なります。高度が下がってしまっているのは、高度を制御することができなくなっているからです。昇降舵の故障かエンジンスロットルの故障か、原因は分かりませんが、高度が下がっているのはエンジンの出力不足によるものではありません。日本航空123便が油圧系統のコントロールを失っている状態を想定してもらうと良いと思います。ここでエンジンの出力を上げる対策をとるとどうなるでしょう？結局は高度が上がらないばかりか、何らかのキッカケで上昇に転じてしまうと異常な速度でグングン上昇してしまうことになります。大切なのは高度を制御するシステムの回復であり、やみくもにエンジン出力を上げても123便が最終的に高度を回復できず墜落した（1985年8月）ような結果になってしまうのです。123便はどのような手をとっても制御系の回復は困難でしたが、躁うつ病はそうではありません。気分安定薬と呼ばれる一連の薬物を用いることで、気分の変化量を小さくすることができます。気分安定薬および躁うつ病についてはまた後の項でお話することにします。

11

うつ病：三環系抗うつ薬、四環系抗うつ薬など

フェノチアジン系抗精神病薬であるクロルプロマジンが1950年に開発されたのとほぼ同時期、モノアミン酸化酵素阻害薬と三環系抗うつ薬という2種類の抗うつ薬が発見されました。

モノアミン酸化酵素阻害薬ですが、イソニアジドとイプロニアジドというヒドラジン化合物に抗結核菌作用があることが分かり、最初は結核患者に使われ始めたのですが、これらを投与された患者で気分の高揚、多幸感などの副作用が見られたため、1950年代後半にうつ病の治療に用いられるようになりました。モノアミン酸化酵素阻害薬は文字通り、モノアミンであるドーパミン、ノルアドレナリン、セロトニンといった化合物の酸化を止める働きがあり、結果的に神経伝達に関わるそれらのモノアミンの量が増えることで抗う

つ作用を示します。モノアミンを酸化する酵素にはモノアミン酸化酵素A（MAO—A）とモノアミン酸化酵素B（MAO—B）の2種類があり、それぞれを選択的に阻害する薬剤と非選択的に阻害する薬剤があります。いずれもかつては日本でも抗うつ薬として発売されていましたが、現在はMAO—B阻害薬であるエフピーがパーキンソン病治療薬として用いられているだけです。

赤ワイン、チーズ、コーヒー等の食品に含まれるチラミンという物質もモノアミン酸化酵素によって分解されるのですが、モノアミン酸化酵素阻害薬の服用中にこれらの食品を摂取するとチラミンの分解も阻害され高血圧や肝障害といった深刻な副作用を呈するといった比較的大きな問題があり、その他の抗うつ薬との併用も注意して行なわないとやはり深刻な副作用が出現しやすいため、次第に用いられなくなりました。そういった問題を軽減した可逆性モノアミンA酸化阻害薬（RIMA）という薬剤が開発され、欧米諸国で発売されていますが、日本では今のところ発売されていません。

もう一方の三環系抗うつ薬ですが、これはフェノチアジン系抗精神病薬に近いイミノベンジル系の化合物で、両端にベンゼン環を持つ三つの環状構造を持っていることからこのように呼ばれます。最初にフランスのガイギー社でイミプラミンが発見され、こちらも同じく1950年代後半に抗うつ作用を認められ、うつ病の治療に使われるようになりました。三環系抗うつ薬も口渇、便秘、排尿障害といった抗コリン性の副作用とQT延長といった心血管系の副作用がかなり高い頻度で見られるのですが、口渇や便秘は通常の使用で死に至る副作用ではないこともあり、後述するSSRI（選択的セロトニン再取り込み阻害薬）の登場まではうつ病治療のスタンダードとして用いられました。そのため、イミプラミン以外にもクロミプラミン、ノルトリプチリン、アミトリプチリン、アモキサピン、トリミプラミン、ロフェンプラミン、ドスレピンといった薬剤を現在でも使うことが出来ます。

三環系抗うつ薬のバリアントとして四環系抗うつ薬という薬剤もあります。文字通りベンゼン環を含む環状構造を四つ持っているのが特徴で、ミアンセリン、マプロチリン、セチプチリンといった薬剤があります。一般的に三環系抗うつ薬よりも致死的な心血管系の副作用を起こしにくく、鎮静作用が強いという特徴があり、睡眠薬として用いられることもしばしばありました。

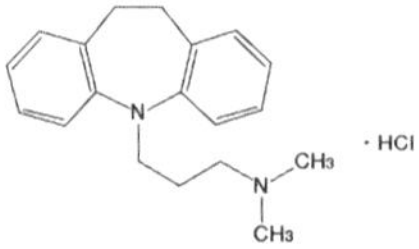

▲イミプラミン（添付文書より）

モノアミン酸化酵素阻害薬、三環系抗うつ薬、四環系抗うつ薬は作用機序は違いますが、どちらもドーパミン、ノルアドレナリン、セロトニンといった化合物による神経伝達を強めることで抗うつ作用を示します。効果だけで言えば、モノアミン酸化酵素阻害薬は現在でも十分通用しますが、これらの薬剤の大きな問題は副作用でした。抗精神病薬とほぼ同時期の20世紀中盤に効果のある薬が発見され、治療の目処は立ったのですが、抗精神病薬と同じように初期の薬剤は副作用が問題となったのです。前述のように、モノアミン酸化酵素阻害薬は高血圧や肝障害が、三環系抗うつ薬は口渇、便秘、排尿障害といった抗コリン性の副作用とQT延長といった心血管系の副作用が、それぞれ頻発します。困ったことに肝障害やQT延長は致死的な副作用ですし、口渇や便秘もQOLを著しく低下させます。四環系抗うつ薬ではそれらは軽減されましたが、完全に排除したとはいえませんでした。効き目はある、でも副作用が強すぎる、というのがこれらの抗うつ薬だったのです。

抗うつ薬にとって副作用、特にQT延長との戦いが重要な問題でした。抗うつ薬を使用するのはうつ病の患者ですが、うつ病の症状に希死念慮というものがあります。そして、うつ病に限りませんが、自殺を図る際に薬物の大量摂取は比較的良く選ばれる手段の一つです。大量摂取により急性薬物中毒を起こした際にQT延長を起こすと高い確率で自殺を完遂されてしまうという問題がありました。それに対する一つの答えは四環系抗うつ薬でしたが、肝心の抗うつ作用が今一つとの評価が多く、三環系抗うつ薬に置き換わるまでは行きませんでした。そこに登場したのが、現在に至るまで抗うつ薬市場の中心に立ち続けているSSRIでした。

12

うつ病：SSRI以降の抗うつ薬

三環系抗うつ薬も効果は十分でしたが、口渇、便秘、排尿障害といった抗コリン性の副作用とQT延長といった心血管系の副作用が問題でした。その後登場した四環系抗うつ薬は肝心の効果が今一つとの評価でした。そこに登場したのが、SSRI、選択的セロトニン再取り込み阻害薬と呼ばれる薬物でした。

モノアミン酸化酵素阻害薬や三環系抗うつ薬が使われるようになった時点でモノアミンであるドーパミン、ノルアドレナリン、セロトニンといった化合物の働きを強めてやれば良いということは分かっていたので、そのうちの一つ、セロトニンの働きを強めることに絞って開発された薬剤がSSRIです。シナプス間隙に神経伝達のために放出されたセロトニンはセロトニントランスポーターにより取り込まれて再利用されるのですが、そのセロトニントランスポーターの働きを弱めてシナプス間隙にあるセロトニン濃度を増やすことで、セロトニン系神経の神経伝達を強めることで、うつの改善を図ろうというのです。

様々なモノアミンのうちセロトニンにしか効かないというのでは効果はそれほど期待出来ないように思われますが、抗コリン作用が少なく、QT延長も起こさないという利点がありました。それだけと言えばそれだけの薬なのですが、抗コリン性の副作用は主観的にかなり辛いものでしたし、QT延長による死亡リスクを軽減できることは処方する医師の側に大きな安心をもたらすものでしたので、医師、患者双方にメリットがあるということで爆発的な売り上げを記録しました。日本で発売されたSSRIは、フルボキサミン、パロキセチン、セルトラリン、エスシタロプラムの4種類があり、いずれも現在でも使うことが出来ます。それぞれに細かい特徴がありますが、SSRIと一括りにされるだけあって効果や副作用に圧倒的な差はありません。フルボキサミンはそれ以降の3剤より一段効果が劣っている印象で、あまり使わなくなっていますが、その次に古いパロキセチンは後の2剤とくらべても遜色ない効果や適応症を持ち、未だに頻繁に使われています。セルトラリン、エスシタロプラムはパロキセチンで問題になる離脱や胃腸症状といった副作用が少ないので、副作用に敏感な患者さんには積極的に使用されているようです。

ＳＳＲＩの次に登場したのがＳＮＲＩ、セロトニン・ノルアドレナリン再取り込み阻害薬です。ＳＳＲＩはセロトニンの効果を強めるだけでしたが、さらにノルアドレナリンの効果も強めようという意図で開発された薬剤になります。これだけ読むとＳＳＲＩよりも効果が強くてお得な感じがしますし、最初にミルナシプランが登場した際もそのように謳われていました。しかし、ミルナシプランは明らかに他のＳＳＲＩ、ＳＮＲＩよりも効果で劣る印象があり、現在はあまり使われていません。次に登場したデュロキセチンは、ＳＮＲＩのお得感に加え、痛みにも効果があるとの謳い文句も引っ提げ、実際に線維筋痛症に対する適応も取得しました。そして、２０１５年12月にはベンラファキシンという3種類目のＳＮＲＩが登場しました。しかし、ＳＳＲＩとＳＮＲＩの間ではっきりと目に見えるほど効果に差はなかったように思います。

ＳＳＲＩ、ＳＮＲＩの後にＮａＳＳＡ（ノルアドレナリン作動性・特異的セロトニン作動性抗うつ薬）と呼ばれる薬剤、ミルタザピンが登場しました。四環系抗うつ薬のミアンセリンが持つベンゼン環の炭素を一つ窒素に置き換えただけの化合物なのですが、これによってセロトニンの分泌を直接的に強める効果が飛躍的に強まったのです。発売当初にSSRI、SNRIと違う効果に驚いて、元素一つだけの違いなんだからミアンセリンも過小評価していたかも知れないと思って数多く使ってみましたが、ミアンセリンはミルタザピンより明らかに効果が弱く、構造式だけ見て判断するなんて素人のようなことをしてはダメだなと思った記憶があります。ミルタザピンは抗ヒスタミン作用がSSRI、SNRI等より強いために眠気が強いという副作用があるのですが、これによって睡眠導入剤や抗精神病薬、他の抗うつ薬を併用せずにうつ病で見られる不眠に対処でき、同様に食欲が亢進するという副作用もうつ病の症状の一つである食欲不振に対処できます。このように、副作用を効果に転じることが出来るのもミルタザピンの特徴だと言えます。

SSRI、SNRI、NaSSAといった新世代の抗うつ薬は先に述べたような理由、抗コリン作用が少なく、QT延長も起こさないという利点のために爆発的に売れたのですが、その効果はそれまでの薬剤と比較して圧倒的なものではありませんでしたし、副作用も決して少ないものではありませんでした。性機能障害や衝動性の亢進、それとほぼ同義の自殺企図の増加、胃腸症状、離脱症候群とされる一群の諸症状、などなどです。

しかし、抗精神病薬の場合と同じく、生命予後に関わる副作用が圧倒的に少なく、自覚できる副作用もまた少ないのであれば、処方する側もされる側もそういった薬物を選択するようになるのは当然で、メガファーマの広告活動によって医師がそれらの薬剤に誘導されたと考えるのは陰謀論としては行き過ぎていると思います。それでも、ＳＳＲＩの爆発的セールスがもたらした問題は少なくありませんでした。

13

双極性障害：ＳＳＲＩの諸問題

ＳＳＲＩの登場によってうつ病の治療がそれ以前と比べて致死的な副作用なく行えるようになり、メガファーマの宣伝広告の後押しもあって、ＳＳＲＩおよびそれ以降の抗うつ薬は爆発的に売上を伸ばしました。それによって恩恵を受けた患者さんは勿論少なくなかったわけですが、あまりにも大量に処方された結果、様々な問題が生じました。

最も有名なものは、ＳＳＲＩを処方された若年者で自殺リスクが上がるという研究結果が出たことです。フルボキサミンの後に登場したパロキセチンはその作用が比較的強力であったこともあり、市場でも比較的早い段階で受け入れられ、次第に売上を伸ばしました。それ自体は前回お話しした通り、致死的な副作用の軽減なども考慮すると当然の流れでしたが、その裏側では未遂、既遂を問わず自殺のリスクが高まるというデータも蓄積されていました。そういったデータに対してパロキセチン（商品名：パキシル）を発売したＧＳＫ（グラクソ・スミスクライン）社がどのような対応を取っていたのか、今となっては世間一般にも知られていますが、当時は一部の人しか知らない話でした。結局、今日ではパロキセチンに限らずＳＳＲＩを若年者に処方する際は自殺リスクについて十分評価したうえで慎重に行うようにとの警告が出されています。売り上げのために患者さんに危険性を伝えないというのは製薬会社としてあってはならないことであり、ＧＳＫ社は全世界でそれまでに築いた信用を損ねてしまったのですが、同時にＳＳＲＩやそれ以降の抗うつ薬に対する信頼も損ねてしまったという意味で、精神科医療にとって甚大な被害をもたらしたと思います。

しかし、ＳＳＲＩ登場による最大の問題は、ＧＳＫ社が「うつは心の風邪」といった啓蒙活動（これもまた大変ひどいキャンペーンだったのですが）を行い、ＳＳＲＩが頻繁に使われるようになった結果、それまでとは比べ物にならない頻度で「抗うつ薬によってうつ状態の治療が失敗する」ことでした。ここで疑問が生じます。うつ状態を呈している患者さんでＳＳＲＩによって治療をされた人はたくさんいたのですが、何の副作用もなく治療が進む患者さんもいれば、衝動性が亢進して自殺を図ったり、それだけでなく躁状態になってしまう（躁転と言います）患者さんもいます。その差は一体どうして生まれるのでしょうか？

この疑問に対する正解は未だに分かっていませんが、一つの回答としてクローズアップされたのが、双極性障害です。双極性障害とは、従来躁うつ病と呼ばれていた疾患です。文字通り、うつ状態と躁状態の両極端な気分の間で気分が変動する疾患で、その変動の仕方によって双極1型障害、双極2型障害の2種類に大きく分けられます。しかし、双極性障害の診断基準には当然ながら躁状態になることも求められるわけで、躁状態になったことがない患者さんに双極性障害を疑ってかかるという習慣は精神科医にありませんでした。しかし、双極性障害の患者さんがみんな躁状態から始まるわけではありません。多くの場合、軽いうつ状態と躁状態を何度か繰り返すうちにひどい躁状態になって病院を受診することになり、そこで双極性障害と診断されていたのです。精神科を受診することのハードルが高かったうちはそのような形で双極性障害の患者さんの治療が始まることが多く、治療開始までに複数回のエピソードがあることが双極性障害の診断の助けになっていたのですが、「うつは心の風邪」キャンペーン等によって軽いうつ状態の患者さんまで次々と医療機関を受診するようになり、結果として双極性障害だけれども未だに軽いうつ状態しか出現したことがない患者さんに抗うつ薬を処方されることが多くなったと考えられます。その結果、何が起こったでしょう?

現在、双極性障害の治療において三環系抗うつ薬は躁状態を惹起するなどの問題があるため使わないように推奨されていますし、ＳＳＲＩもまた悪化リスクこそはっきりとしていないものの、改善させる証拠もないことから使用は勧められていません。言い換えれば、三環系抗うつ薬は使うことで悪くなる人のほうが多いということですし、ＳＳＲＩも「改善させる証拠がない」ということは、良くなる人がある一定数いるなら、悪くなる人もほぼ同数いるということを示しています。ということは、「双極性障害だけれども未だに軽いうつ状態しか出現したことがない患者さんに抗うつ薬が処方され」た結果、何らかの悪化、つまり、衝動性の亢進や自殺といった問題を引き起こしたケースも多かっただろうと考えられます。

最終的には双極性障害の研究もＳＳＲＩの登場以前より大きく前進し、３回前にも少し書いた通り、うつ病と躁うつ病はかつては気分障害として大きく一括りにされていたのが、今では全く別の疾患群に分けられています。また、うつ状態の患者さんに過去に躁状態となったことがあるかどうかを尋ねることは一般的に行われるようになり、抗うつ薬を用いて事故に至るケースは減少しています。一方で、双極性障害が脚光を浴びるようになり、その治療薬として良い製品があるかもしれないと製薬会社が考え始めたのもまた当然の流れでした。

14

双極性障害：気分安定薬

双極性障害の研究は近年大きく前進しているのですが、言うまでもなく以前から双極性障害という疾患は存在していた訳で、様々な薬剤が双極性障害の治療に用いられていました。

現在でも双極性障害の第一選択薬として用いられる薬剤がリチウムです。日本では炭酸リチウムの形で用いられますが、海外ではクエン酸塩や徐放剤などいくらかのバリエーションがあります。躁状態の治療に有用であると発表されたのは1949年とされていますが、それよりずっと前からリチウムを含む鉱水に気分を落ち着かせる何らかの効果があるとの意見はあったようです。20世紀後半にはリチウムは躁状態の治療に有用であると認められていましたが、リチウム中毒その他の問題が少なくないことからどちらかと言えば

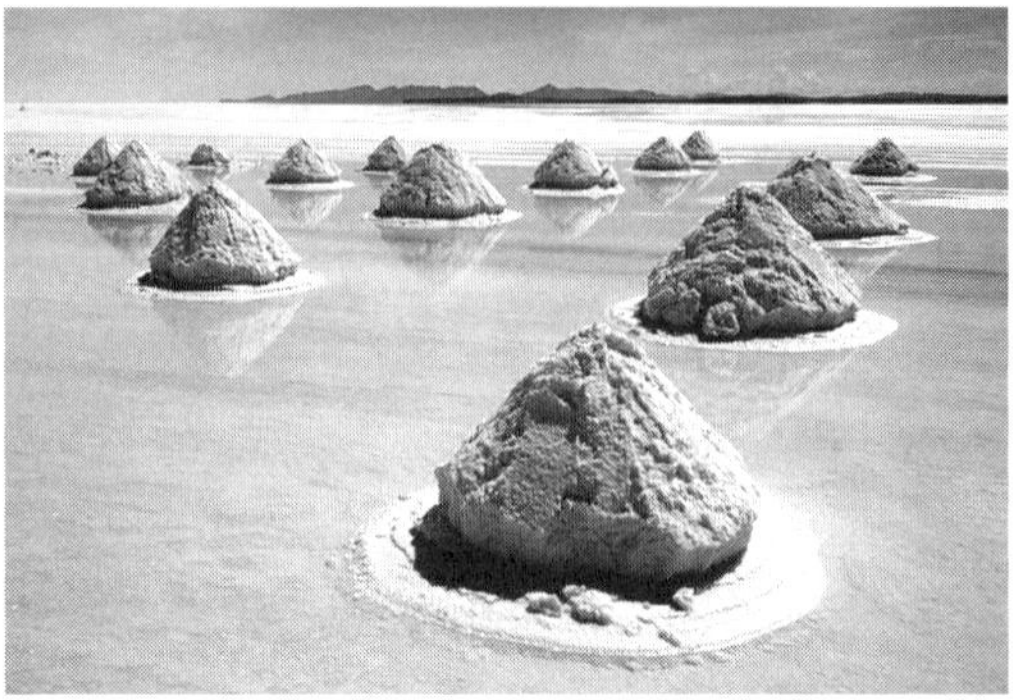

▲リチウム埋蔵量が多いというボリビアのウユニ塩原（ウィキペディアより）

忌避される傾向にありました。現在のように第一選択薬として盤石の評価を得たのは第二世代抗精神病薬が登場し、それらが躁状態の治療薬として有用かどうか治験される際の対照薬として利用されるようになってからです。現在では様々な大規模研究とメタ解析の結果、リチウムが躁状態の治療薬として有用であるとの評価は確立されています。様々な薬剤が双極性障害の治療に用いられるようになった今も、経済性と過去の十分な使用経験から第一選択薬とされている訳です。あまりにも古くて安い薬ですので、メガファーマの圧倒的な販売戦略に飲み込まれてしまっても不思議はないのですが、双極性障害の研究が進み、診断基準も変わって双極性障害がより世間一般に知られた疾患になるにつれ、リチウムの有用性は周知されているように思われます。それだけリチウムという物質の気分安定作用が強力だということでしょう。

ただし、未だにリチウムの薬理作用は十分に分かっていません。イノシトール枯渇作用、GSK－3β阻害作用など様々な作用があることは分かっていますが、結局のところ何故躁状態が収まるのかは謎のままです。

作用は十分強力なリチウムですが、過去に忌避されていたのは副作用も多いからです。血中濃度の治療域と中毒域との差が少なく、ある程度きちんと観察していないと容易にリチウム中毒に至ることが知られています。また、治療域を保って投与していても腎機能障害、甲状腺機能低下症、血中カルシウム濃度異常等の問題が生じやすいこともよく知られています。そのため、定期的な血液検査が必要で、近年頻繁に処方されるようになったことを受け2012年には血中モニタリングを適切に行うように添付文書も改訂されました。こう書くとリチウムという薬剤は怖いもののように思われますが、適切に検査を行いながら服用を続ける限りは副作用も少なく、極めて良い薬剤であると言えます。

リチウム同様古くから用いられている薬剤にバルプロ酸とカルバマゼピンがあります。どちらも本来はてんかんの治療薬なのですが、長年使用されて躁状態に対する有効性は確立されています。バルプロ酸は、リチウムより中毒は起こしにくく、長期服用による副作用も少ないのですが、効果自体はリチウムより優れているとは考えられていないようです。典型的な躁病にはリチウム、躁うつ病にはバルプロ酸、などとその使い分けについて学んだような記憶がありますし、長期入院を必要とする統合失調症で不機嫌になりやすい方などはバルプロ酸が抗精神病薬と一緒に処方されていることもとても多かったのですが、現在はリチウムほど積極的に使われなくなっているように思います。それでも1年の間に4回以上躁病相とうつ病相の間で相交代をする急速交代型と呼ばれる重症例や再発を繰り返す難治例ではリチウムより効果があるとされており、実際リチウムが効かない症例では次に検討される薬剤となります。カルバマゼピンもほぼバルプロ酸と同様の用いられ方をしますが、こちらは白血球減少症や皮膚粘膜眼症候群といった深刻な副作用が出現することや他の薬剤との相互作用が複雑に起こり血中濃度が容易に変化することもあって、私の周囲ではあまり用いられなくなっています。

また、第一世代抗精神病薬は躁状態の治療に用いられてきました。統合失調症の治療と同じく第二世代抗精神病薬の登場以降はそちらへの移行が進み、現在はオランザピンが躁状態およびうつ状態の両方に、アリピプラゾールが躁状態の治療に用いられます。さらに２０１７年にはクエチアピンの徐放錠も躁うつ病のうつ状態に対して発売されました。しかし、前回書いた通り、双極性障害が脚光を浴びた結果、その治療薬として良い製品があるかもしれないと製薬会社が考えたであろう点には注意しなくてはならないと思います。第二世代抗精神病薬は、いずれも統合失調症の治療薬としてデザイン、開発されたものであり、統合失調症の治療を大きく前進させたことは間違いありません。しかし、それを躁うつ病に用いることにはっきりした薬理学的根拠は何もないのです。実際、オランザピンがクロザピンのフォロワーであることは歴史を踏まえれば明らかですが、クロザピンを躁うつ病の治療に使おうとする精神科医がいるでしょうか。そんな医者はどこにもいません。あまりにもリスク／ベネフィット比が高すぎますし、クロザピンの良さは違う所にあると考えられているからです。ではオランザピンはどうなのでしょう、リスクはいくらか少ないかも知れませんが、オランザピンの本当の良さは躁うつ病の治療で活かされるのでしょうか？　残念ながら私は全くそうは思いません。患者さんに、ひいては健康保険制度に不必要な負担を強いるばかりで、それに見合った効果は得られないのではないでしょうか。

15

製薬会社の広告宣伝活動：「心の風邪」「痛み」

新薬の開発が年々困難になり、開発費用も高騰している以上、やっと世に出た新薬を出来る限り売りたいと考えることは、営利を目的とする製薬会社としては何も間違っていないことですが、売り上げを伸ばそうとする製薬会社の広告宣伝活動の結果、本当にその薬が必要である場面で必ずしも使用される結果にならないのは憂慮すべき事態です。

精神科領域は生物学的製剤のような猛烈に高額な薬剤こそ使われないものの、若年層から長期に渡って薬剤が使用されることもあり、その売り上げはそれなりに高額になります。少し古いデータになりますが、インターネット上で見られる２０１３年の国内の医薬品売り上げでは、ドネペジルが10位、オランザピンが14位、アリピプラゾールが35位、メマンチンが45位、ゾルピデムが47位となり、50位以内に5品目が入っています。また、ウィキペディアのList of largest selling pharmaceutical productsには2014年の第1四半期の全世界での医薬品売り上げが載っていますが、これによるとアリピプラゾールが1位、デュロキセチンが17位、メマンチンが33位、クエチアピンが41位と、こちらでも50位以内に4品目が入っています。

なお、抗認知症薬と睡眠導入剤はまだ本稿で触れていませんが、精神科領域で用いられる薬剤ですので名前を挙げました。また、グローバルと国内の売り上げに差が出ているのは特許切れによる影響も大きいので、そこはあまり問題視しないで下さい。肝心なことは、精神科領域も大きな売り上げが期待される市場であって、そういう市場では売り上げのために魑魅魍魎が跋扈するということなのです。

13項で書いた通り、ＳＳＲＩの登場に伴いＧＳＫ社が大規模な「うつは心の風邪」とする「啓蒙活動」を展開しました。啓蒙活動といえば響きは良いですが、結局のところ広告宣伝活動です。その結果、うつ病に関して世間一般の知識が広がったことは否定できませんが、うつ病とよく似た症状を示しているがうつ病とは言えない患者さんが多数受診することとなり、別に必要でもないのに抗うつ薬の処方が増加し、GSK社の売り上げも爆発することになりました。結果から言えばこれは本当に悪質な啓蒙活動で、パロキセチンを必要でもないのに処方されて退薬症状に苦しんだ人や躁転といった副作用に悩まされた人が多数出ました。それらの記録はネット上にゴロゴロしており、特許も切れてジェネリックが発売された今となって本当に必要な患者さんに処方したいケースも少なくないのですが、その度にネット上で悪評が多いことを毎回説明することになってしまっています。

また、イーライリリー社がデュロキセチン（商品名：サインバルタ）を新発売したとき、「うつの痛み」についての啓蒙活動を行ったことがありました。うつ病に痛みを伴うことは少なくないとして、痛みはうつ病の部分症状であるかのように告げる「うつの痛み」広告を展開したのですが、これは「心の風邪」キャンペーン同様極めて悪質な広告宣伝活動でした。痛みはそれこそ中高年であれば誰でも何らかの形で抱えているものであり、それらのほとんどはうつ病とは何の関係もないものです。しかし、この宣伝活動では「うつ病には痛みが伴うもの、痛みがあればうつ病を疑うように」と、痛みを感じた時にはうつ病を考え､抗うつ薬を服用すべきだと言わんばかりのメッセージが流されたのです。さすがに「心の風邪」キャンペーンの反省もあってか各方面から批判が噴き出し、広告の修正も行われました。

このメガファーマは売り上げのためなら何でもやる極めて悪質な会社であって、精神科領域では他に抗精神病薬や注意欠如・多動症（ＡＤＨＤ）用の薬物も販売していますが、新薬が出る度に信じられないようなセールス活動を繰り広げます。ここで言う抗精神病薬は前述のオランザピンであって、以前から話している通りクロザピンには敵わないものの難治性の統合失調症患者にとっては十分な福音をもたらす薬剤でしたが、売り上げを伸ばすため、初発の統合失調症のように本来必要ではない患者さんにも積極的に使うように訴え､さらには適応用量を超えて使うことも必要であるかのような有識者の意見を織り交ぜ、結果的にオランザピンを日本で一番売れる抗精神病薬に仕立てあげました。この売り上げを支えたのは有識者を巻き込んでの巧みな販売戦略であり、アメリカを始めとする各国の統合失調症治療ガイドラインでも初発、再発を問わない使用法が推奨されていました。しかし、少し考えればオランザピンが初発の統合失調症に使われるべき薬剤でないことは明らかで、最近になって漸くクロザピンと並んでオランザピンもそのような症例では用いないように推奨するガイドラインも現れてきています。医療界の自浄機能が漸く働いてきた証ではありますが、残念ながら遅きに失した感は拭えません。

これらの啓蒙活動と称する過剰な広告宣伝活動は、患者さんに対する裏切りであるのみならず、保険制度、ひいては国民全体への背信となるものです。医療に携わる者として、常に疑いの目をもってそうした宣伝活動を見ることを忘れないようにしたいものです。

16

不安障害など：不安や緊張に関わる様々な疾患

精神医学の古い分類では、精神障害の発生原因を大きく内因性、外因性、心因性に分けていました。内因性精神障害とは脳が単独で機能異常を来したもの、外因性精神障害とは薬物や外傷と言った外的要因によって脳が傷害されたもの、心因性精神障害とはショッキングな出来事や悩み事といったその人の心の動きと関連して精神障害に至っているものを指していました。現在のＩＣＤやＤＳＭでの疾患名で言えば、内因性精神障害は統合失調症、うつ病、躁うつ病（双極性障害）などを含み、外因性精神障害はアルコール性精神障害や脳血管性認知症などを含むものです。

そして、心因性精神障害という分類の中に、不安や緊張に関わる様々な疾患が含まれていました。古い疾患名で言えば、不安神経症、強迫神経症、ヒステリー、心身症、心気症などです。これらの「神経症」と一括りにされることもある一連の疾患は、かつては「心の問題」とされていたため、心因性精神障害という名前が付いていました。これらの一連の疾患は、ＩＣＤでもＤＳＭでも統合失調症、うつ病、躁うつ病（双極性障害）の後に並んでおり、内因性、心因性の区別を知らない人には同列の精神障害と読めるようになっています。個人的には心というものは脳の中にあり、心の問題は脳内の神経伝達物質の問題なのだから、心因性精神障害という概念は古くて時代後れだと思いますし、内因性精神障

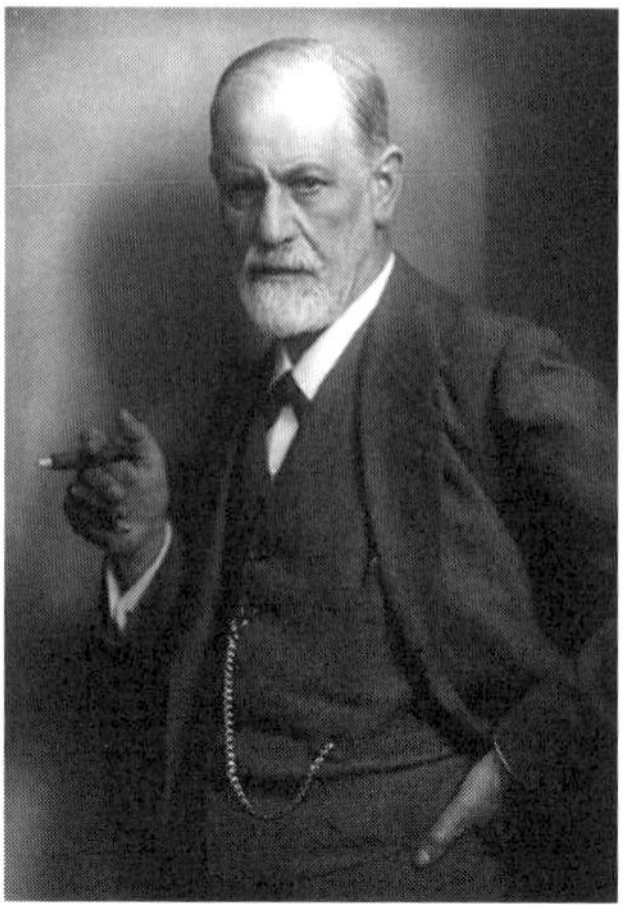

▲オーストリアの精神医学者ジークムント・フロイト（1856〜1939）
（ウィキペディアより）

害とされていた統合失調症、うつ病、躁うつ病と並んでＩＣＤ、ＤＳＭなどの診断基準に不安障害以下一連の疾患が記載されているのは悪いことではないと感じます。

ただ、ＩＣＤ—10とＤＳＭ—５では、「神経症」と一括りにされることもある一連の疾患の名称や分類が異なっています。たとえば、ＩＣＤ—10では不安障害、強迫性障害、適応障害、解離性障害は「神経症」概念に基づきＦ４のコードを与えられ、一連の疾患群として扱われていますが、ＤＳＭ—５ではそれぞれが別個の疾患群として扱われています。これは、

ＤＳＭ―５でうつ病と躁うつ病（双極性障害）が独立した疾患として扱われたのと同様の扱いであり、メッセージとしてはそれぞれが別々の病因を持っているとアメリカ精神医学会は考えていると捉えられるものですが、これは個人的には疑問を感じます。確かにＩＣＤ―10の記載はバラバラな印象も受けますし、今となっては少しおかしいと思われる分類もあります。しかし、不安や緊張に関わる疾患群として、治療法はどれもＳＳＲＩを中心とした薬物療法でそれほど大きな差はないし、将来に渡ってもそれほど差が出るとは思えないので、診断基準を定めて疾患の正確な分類を行うことで適切な治療を目指そうというなら、ＤＳＭ―５のようにそれぞれの疾患を大分類とする意味はないと思われます。まあ、ＤＳＭの作成にはいろいろな大人の事情が働いているので、ここら辺は大した意味のない分類なんだ、と思うことにしましょう。

そういった大人の事情を踏まえ、ここからはＩＣＤ―10での分類に合わせてそれぞれの疾患について見ていきます。ＩＣＤ―10のＦ４が「神経症」概念に基づく疾患群ですが、そこには恐怖性不安障害、他の不安障害、強迫性障害、重度ストレス反応および適応障害、解離性（転換性）障害、身体表現性障害、他の神経症性障害の七つの下位分類が挙げられています。なお、前述のとおりＤＳＭ－５での診断名や世間一般で通常用いられている診断名との混乱が生じうるので、以下17項～20項ではＩＣＤ－10の診断名で通します。

17

不安障害など：恐怖性不安障害、他の不安障害、強迫性障害

恐怖性不安障害には広場恐怖、社会恐怖、特定の恐怖症などが含まれます。症状としては、生命に危険をもたらさないと一般的には考えられている状況で、過剰な不安が掻き立てられて恐怖と言ってよいほどの混乱を来すという特徴があります。

まず広場恐怖。広場そのものは一個人にとって広大で、かつ多数の他者に囲まれる空間であり、圧倒されることはあってもそれ自体は生命に危険はもたらさないはずですが、広

場で圧倒される体験からパニック発作を起こし、それを繰り返すことから広場に対する恐怖に至る、というのが一般的な広場恐怖です。多くの場合、他の不安障害に含まれるパニック障害を併うため、下位分類に「パニック障害をともなわないもの」か「パニック障害をともなうもの」をつけることになっています。

次に、社会恐怖ですが、これは他者との関わりに不安を抱き、それが恐怖にまで至っているものを指しています。生命に危険をもたらすおそれのほとんどない他者に恐怖を感じるものを社会恐怖とするので、いわゆる怖い人を怖がるのは社会恐怖とは言いません。

残る特定の恐怖症ですが、これは世間一般に不潔恐怖症、高所恐怖症、閉所恐怖症といった言葉で知られているような、ある特定の状況や物に対して恐怖を感じるものです。これら不潔、高所、閉鎖空間などは、少しは生命の危険をもたらすとも考えられるので、先の二つとは少し意味合いが違います。広場、社会は自意識過剰と呼ぶべき自分への関心から生じる恐怖ですが、特定の恐怖症は具体的に生命に危険をもたらしうるものを必要以上に恐れていることがほとんどです。不潔は嫌なものですし、病気にもなるし下手したら死ぬかもしれませんけど、他人と喋っても普通は死にませんよね。

恐怖性不安障害以外の「他の不安障害」に含まれる疾患としてはパニック障害や全般性不安障害、混合性不安抑うつ障害などがあります。パニック障害は文字通りパニック発作を呈する疾患ですが、パニック発作そのものは恐怖や不安がある程度異常に重い時にはどんな疾患でも見られる症状です。ですので、社会恐怖や特定の恐怖症がある場合はその診断を優勢としてパニック障害とは診断しないことになっています。また、全般性不安障害は特定の状況に支配されない不安が続いていて、様々な症状を訴えるものを言います。抑うつと不安はしばしば合併するものですが、抑うつを伴う全般性不安障害はあってもうつ病エピソードの診断基準を満たしていれば全般性不安障害と診断してはならないし、恐怖症性不安障害、パニック障害、強迫性障害の診断基準も満たしてはならないことになっています。そして、混合性不安抑うつ障害は不安と抑うつが同時に見られているが、どちらも優勢ではない時にこの診断を行うことになっています。

恐怖性不安障害と他の不安障害の項だけですでに何が何だかよく分かりませんね。僕自身も書きながら何が何だかよく分かりません。「広場恐怖、パニック障害をともなわないもの」と「広場恐怖、パニック障害をともなうもの」に別のコードをつける意味って一体全体何なんでしょう。何が何だか良く分からないですね。多分この辺の診断基準をそらで暗記している精神科医の方も少ないと思います。

気を取り直して次の強迫性障害に移りましょう。強迫性障害は強迫思考あるいは強迫行為と呼ばれる思考や行為が症状の中心となる疾患です。もう少し簡単に言うと、何度も何度も同じ考えが頭に浮かんだり、バカバカしいとわかっているのに同じ行為を何度もしてしまうようなことを強迫といいます。例えば、外出先でふと家の鍵を締めたかどうか、あるいは、ガス器具や電気器具をきちんと止めて来たかが気になるというのは誰の身にもあることですが、そのような「ふと気になったこと」がずっと頭から離れなくなってどうしようもなくなってしまうことを強迫思考と言います。また、家を出ようとする時に鍵を閉めたかどうか確認することは普通に多くの方がされると思いますが、家から少し離れると閉めたはずの鍵がちゃんと閉まっているのかどうか気になり出して、何度も何度も家の前まで戻っては鍵がしまっていることを確認してしまうようになる人もいて、そういった行動を強迫行為と言います。

強迫性障害はさすがに意味不明な分類はされておらず、強迫思考が主なのか、強迫行為が主なのか、混在しているのか、といった程度の差をコード付けするだけになっています。強迫という症状が恐怖や不安とは明らかに異なるのはこの行動化であって、他の「神経症」群の疾患と比べると多くの場合薬物のみでの治療は難航しますが、逆に行動療法の効果が表れやすいという特徴もあります。

18

不安障害など：重度ストレス反応、外傷後ストレス障害、適応障害

次は重度ストレス反応および適応障害です。Ｆ４の中で今までの項目が症状を中心とした診断、分類であったのに、ここに来て突如病因による診断になってしまいます。後で説明する解離性（転換性）障害、身体表現性障害、他の神経症性障害で再び症状を中心とし

た診断、分類に戻ることからもこの項目が奇妙な印象を与えています。Ｆ４の項は最初から最後まで理解に苦しむ構成になっているのですが、何とか理解しようとするなら、これ以降の項目は全て「ストレスによって引き起こされる疾患である」と考えると良いと思います。そのうち、後の項目で述べる「解離」や「身体化（転換）」といった古くからある「ヒステリー」概念で説明されるものを除き、強いストレスのために短期間ありとあらゆる症状が出るものを「重度ストレス反応」と、その場は何とか乗り切ったけれど後に反応が出てくるものを「外傷後ストレス障害」と、それらには当てはまらない軽いあるいは中程度のストレスに対して乗りきれなくなったものを一括りに「適応障害」と分類します。

重度ストレス反応と外傷後ストレス障害はおよそ一般的な生活ではかからないような強いストレスを受けた場合につく診断です。外傷後ストレス障害は英語で Post-traumatic stress disorder、略してＰＴＳＤと呼ばれるのですが、この診断からトラウマという言葉がごく一般的に使われるようになり、最近ではちょっとした心に残っている嫌な思い出なんかでもトラウマと表現されることが多くなっています。しかし、この診断は激しい災害の被災者や重度の犯罪被害者に対してのみ使われるもので、そうそう簡単につくものではありません。それでも、本人に責任のない悲惨な過去の出来事がその人の後の人生を左右してしまう、という概念は多くの人々を魅了するようで、外傷後ストレス障害やそれに近い状態を扱った映画は多くあります。

私のような市井の精神科医にとって重度ストレス反応と外傷後ストレス障害が比較的珍しい疾患であるのに対し、適応障害はかなり頻繁に目にする疾患です。10項で少し触れましたが、うつ病を疑って受診する方の中にかなりの確率で適応障害の方がいます。この辺はうつ病が症候から診断されるのに対し、適応障害が病因から診断されますし、適応障害の中に「短期抑うつ反応」や「遷延性抑うつ反応」といった下位分類もあるためにものすごく混乱するところですので、あまり突き詰めないようにしましょう。適応障害の診断そのものは、重度ストレス反応や外傷後ストレス障害よりも軽いストレス、つまり健常人なら何とか乗り切れる程度のストレスに対し、その人の脆弱性から乗りきれなくなっている場合、つまり「不適応」をおこしている場合になされます。同じストレス関連の障害であっても、先の二つとは全く違う概念から発生していることが分かってもらえると思います。

19

不安障害など：解離性障害、身体表現性障害

解離性障害は重度ストレス反応および適応障害と同じくストレスに関係する障害の一つとされます。「神経症」概念のもとで「ヒステリー」として扱われていた疾患がありますが、ヒステリーは解離性ヒステリーと転換性ヒステリーに大きく分けられていました。解離性ヒステリーでは一時的に記憶喪失に陥ったり、日常生活から突然逃げ出すように行方不明になったり、昏迷と呼ばれる意識障害を呈したりするため、これらを解離症状と呼びます。転換性ヒステリーでは四肢の運動障害や知覚障害を呈したりするため、これらを転換症状と呼びます。以前は転換症状と解離症状は分けられていたのですが、今では転換症状も解離症状との一つであると考えられているようで、解離性障害に含まれるようになっています。ここでも細かい診断基準がありますが、主に研究上の必要による分類であり、治療上必要な分類ではないと思われるので、ここでは省略したいと思います。

解離性障害の一つに多重人格障害（解離性同一性障害）も含まれます。複数の記憶や性格、嗜好、喋り方までそれぞれに異なる人格が一人の中に存在しているように思われる疾患ですが、強いストレスが幼少時にかかり、そのストレスを処理するために複数の人格を作ってしまうのだとされています。かなり珍しい疾患ですが、他人格からの幻聴などを訴えることもあり統合失調症と誤診されることもあるので、記憶に留めておく必要がある疾患の一つです。私も今までにまだ片手で数えられるほどしか治療に当たっていませんが、診察中に話し方や身振り手振りが変わったりする様子は人格が入れ替わったと言いたくなるほどで、多重人格との診断がつくのも納得できるものです。その様子はあまりにも衝撃的であり、「アルジャーノンに花束を」で知られるダニエル・キイス氏の「5番目のサリー」や「24人のビリー・ミリガン」といった小説でも良く知られています。なお、「ジキル博士とハイド氏」が多重人格の小説としてより有名ですが、こちらは昼と夜とで異なった顔を持つというだけで、多重人格障害（解離性同一性障害）と診断される主人公ではないので注意して下さい。また、珍しい疾患でもあってその疾患の存在を疑う向きも多いようですが、過去に治療に当たった経験から言えばやはり一つの疾患として診断されるべきだろうと思います。

身体表現性障害は様々な身体に関する症状を訴え、内科、整形外科、耳鼻科等を受診しても何ら異常がなく、精神的なものだろうとされる症状全般を言います。身体化障害、心気障害など、細かく分類されていますが、やはり主に研究上の必要による分類であり、治療上必要ではないと思われるので、ここでは省略したいと思います。

20 不安障害など：薬物療法

さて、長々と不安や緊張に関わる疾患について話して来ましたが、そろそろ治療の話に進みたいと思います。「神経症」にはフロイトが創始した精神分析も治療効果があると20世紀を通じて考えられていましたし、それはあながち否定できないのですが、精神分析そのものが似非科学とウィキペディアに書かれる現代ですし、やはり薬物療法は幅広く適応されます。治療に用いられる主たる薬剤は抗不安薬とＳＳＲＩです。

抗精神病薬、抗うつ薬と同じく、抗不安薬も１９５０年代に見出されました。１９４０年代までは不安に対してアルコールやバルビツール酸系の睡眠導入剤が用いられていましたが、そのいずれも依存、乱用といった問題が大きな物質でした。１９４９年にメプロバメートがバルビツール酸系以外の薬物として初めて登場し、バルビツール酸系のような習慣性のない精神安定剤（トランキライザー）として爆発的なセールスを記録しました。しかし、後に依存、乱用の問題があることが改めて分かり、ベンゾジアゼピン系薬物にその座を奪われることとなりました。

１９５５年、ロシュ社のレオ・スターンバックによってクロルジアゼポキシドが合成され、これがメプロバメートより優れた作用と安全性を持っていることが分かり、１９６０年に販売を開始されました。その後１９６３年にやはりレオ・スターンバックによって開発されたジアゼパムが販売され、それ以降作用時間や強度の違う様々な薬物が開発されてベンゾジアゼピン系薬物の時代を作り出しました。バルビツール酸系薬剤より安全で、依存性や離脱症状は少ないとされていましたが、現在では依存性も決して少なくなく、それほど問題のない薬剤ではないと考えられており、短期の使用に留めることが推奨されています。

ベンゾジアゼピンとは異なりセロトニン1A受容体に作用する薬物が開発され、日本では1996年にタンドスピロンが発売されました。依存性の問題がほとんどないため安全なのですが、ベンゾジアゼピンより効果発現に時間がかかり、肝心の抗不安作用も弱いため、あまり広く使われていないのが実情です。一方、同様にセロトニンの効果を強める抗うつ薬であるSSRIが不安障害、強迫性障害といった不安や緊張に関わる疾患に対しても効果があることが分かり、こちらは積極的に用いられるようになりました。

現在抗不安薬として用いられる薬物はかなり多く、厚生労働省の資料によると、オキサゾラム、クロキサゾラム、クロラゼプ酸二カリウム、ジアゼパム、フルジアゼパム、ブロマゼパム、メダゼパム、ロラゼパム、アルプラゾラム、フルタゾラム、メキサゾラム、トフィソパム、フルトプラゼパム、クロルジアゼポキシド、ロフラゼプ酸エチル、タンドスピロンクエン酸塩、ヒドロキシジン塩酸塩、クロチアゼパム、ヒドロキシジンパモ酸塩、

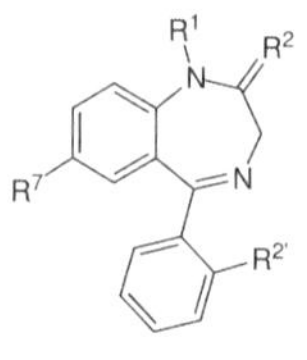

▲ベンゾジアゼピンの一般的な構造式（ウィキペディアより）

エチゾラム、ガンマオリザノールが、多剤投与を制限される抗不安薬とされています。

これらのうち、タンドスピロンクエン酸塩、ヒドロキシジン塩酸塩、ヒドロキシジンパモ酸塩、ガンマオリザノールはベンゾジアゼピン系薬物ではありませんし、依存、乱用の問題もほとんどないと思われるのですが、何故か制限薬物に含まれてしまっています。また、クロチアゼパム、エチゾラムはチエノジアゼピン系薬物とされ、厳密にはベンゾジアゼピン系薬物ではないのですが、ベンゾジアゼピン系薬物とほぼ同様の骨格を持ち、作用もほとんど変わらないため、以後、クロチアゼパム、エチゾラムについてもベンゾジアゼピン系薬物として扱います。

21

ベンゾジアゼピンの濫用とエチゾラム

ベンゾジアゼピン系薬物は、近年では問題も多い薬剤であると考えられており、短期の使用に留めることが推奨されていますが、逆に言えば即効性があって強力に不安を軽減する、「効いた」感じのする薬剤です。特に半減期の短いもの、クロチアゼパム、エチゾラムなどがその傾向が強く、逆に半減期の長いジアゼパムやロフラゼプ酸エチルではそのような傾向は弱まります。しかし、良く「効いた」感じがする一方で、効果が「切れてきた」感じがするのでまた飲みたくなる、というのがベンゾジアゼピンの最大の問題で、これをベンゾジアゼピン依存と言います。かつては依存性は少ないと考えられていましたが、バルビツール酸系薬剤よりは少ないというだけで、実際は依存性は決して少なくありません。そのため、諸外国では不安に対してはベンゾジアゼピンの代わりに抗うつ薬を用いることが推奨されています。日本でのベンゾジアゼピンの処方量は世界的にも群を抜いて多く、抗不安薬や睡眠導入剤の多剤投与制限も厚生労働省がベンゾジアゼピン濫用の現状を問題視している証拠だと言えます。

では、何故これほどひどいベンゾジアゼピンの濫用が拡散してしまったのでしょうか。様々な原因が考えられますが、その一つがエチゾラムでしょう。エチゾラムはデパスの商品名で、旧吉富製薬（精神科医薬品事業は吉富薬品に引き継がれている）の自社開発品として１９８４年に発売されました。エチゾラムはチエノジアゼピンというベンゾジアゼピンとは僅かに異なる構造式を持ち、アメリカやイギリスでは医薬品として認可されておらず、現在でも認可も発売もされていません。認可も発売もされていないので、外国では危険な薬物として認知されておらず、したがって向精神薬のリストにも掲載されていませんでした。このような事情から、外国の向精神薬に関する条例を参考に日本で向精神薬指定を行った時に、エチゾラムが指定から外れるという信じられないような事態が生じたのです。他にも向精神薬として指定されていない抗不安薬や睡眠導入剤はありますが、それらの多くは本当に有害作用が少ない薬物か、今となっては誰も見向きもしないような弱い薬物です。

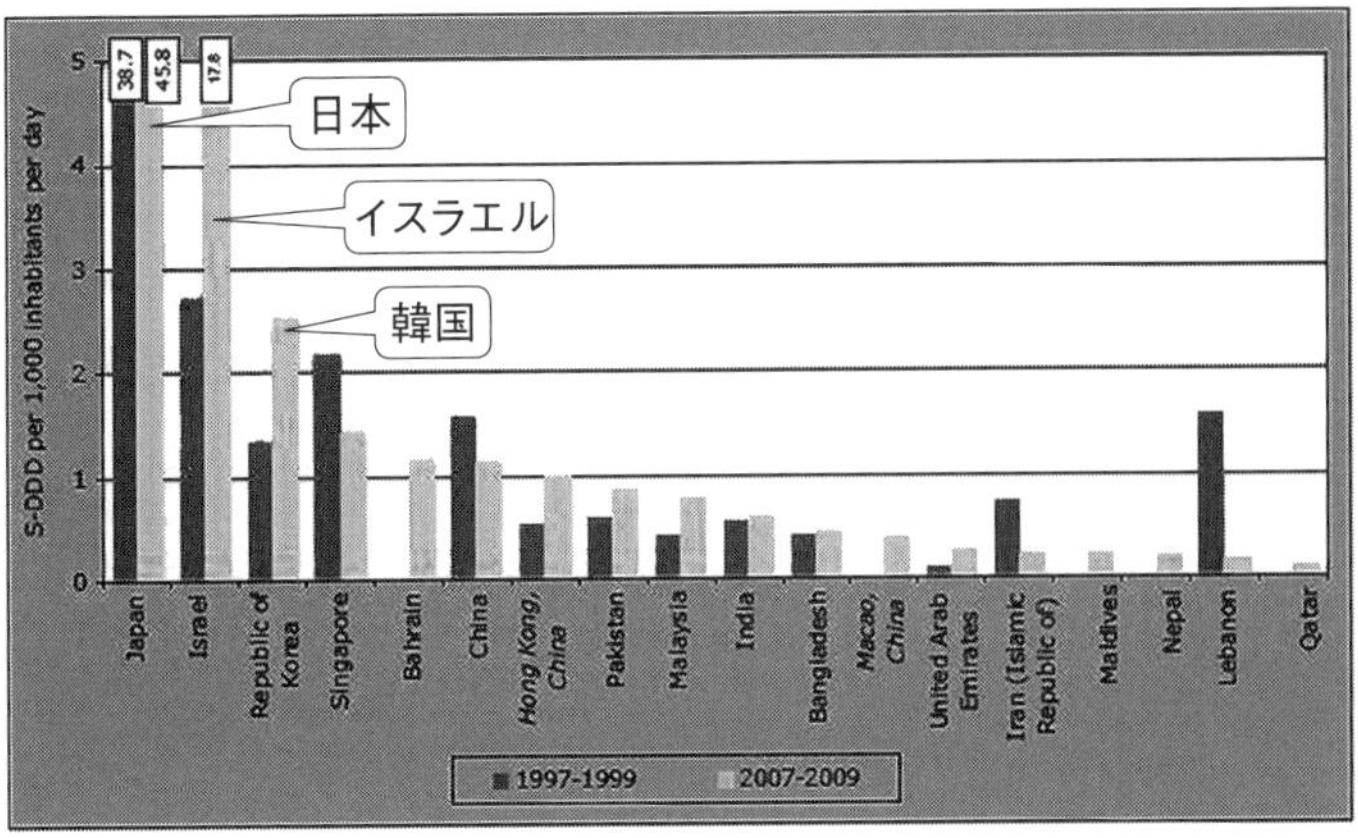

▲**ベンゾジアゼピンの処方量比較**－1997~1999と2007~2009、1000人当たり1日当たりのS-DDD単位での比較－
(国際麻薬規制委員会(INCB)特別報告2010より)

エチゾラムはベンゾジアゼピン系薬物の大型新人として登場した薬剤であり、効果も強く、その分依存性や乱用のリスクは高い薬剤だとおそらく開発者から厚生労働省の関係者まで皆知っていたはずなのですが、他の抗不安薬と違って向精神薬指定を受けませんでした。向精神薬指定を受けなかったからといって薬局での管理以外これといった差は実際はそれほどないのですが、唯一大きな違いがありました。それは処方日数制限で、エチゾラムはその他の多くのベンゾジアゼピン系薬物と違い、処方日数制限を受けなかったのです。以前は睡眠導入剤であれば14日、抗不安薬であれば30日の処方日

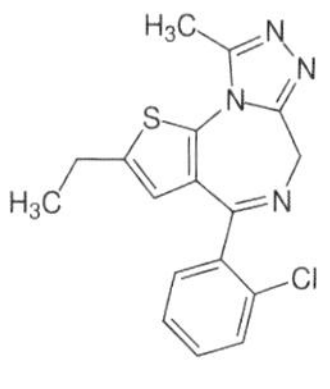

▲**エチゾラムの構造式**（添付文書より）

数制限がありましたし、今でも特定の向精神薬は30日を超えた処方が出来ません。しかし、エチゾラムは向精神薬ではないため何日でも処方できたのです。

精神科、心療内科では向精神薬が多く処方されるため、他の薬剤と一緒に処方された際にエチゾラムのメリットはそれほどありませんでしたが、それでも短時間作用型の強力な抗不安薬で、睡眠導入作用も強いことから頻繁に使われるようになりましたし、1剤で済む人には長期処方できるエチゾラムは重宝されました。その他の科で2ヵ月、3ヵ月に1回受診する患者さんに抗不安薬や睡眠薬を出したいと思った場合、30日を超えて処方できるエチゾラムがどれほど便利であったかは言うまでもありません。その結果、精神科、心療内科のみならず、諸々な科でエチゾラムが爆発的に処方されたのです。

エチゾラムが諸処の事情で向精神薬指定されず、それが多量に処方された一つの理由だろうと思われますが、効果がなければそこまで人気を呈することはないので、エチゾラムの作用そのものも多量に処方されたもう一方の理由だと思われます。

エチゾラムのように、比較的強力な作用を持ち、血中半減期が短いベンゾジアゼピン（他にはロラゼパムやアルプラゾラムなどが当てはまるでしょうか）は、「速く効き、後に残らない」ことから患者さんにはとても好まれます。軽い不安であれば、不安を感じてから飲んでも30分もすれば不安がスーッと消えるようで、頓服として使う患者さんも多い薬です。しかし、良く効く感じがする反面、極めて容易に依存を来します。ブラックジョークとして「開業して経営を安定させたかったら、どんどんデパスを処方したら良い。患者さんはこの薬はよく効く、先生のおかげで楽になったと感謝してくれるし、その後ずっとデパスが欲しくて通院してくれるから」と言われるくらいです（極めて不謹慎なジョークですが、作り話ではありません）。

ベンゾジアゼピン依存は常用量の使用で比較的すみやかに形成されます。ウィキペディアは、ベンゾジアゼピンを含めた精神科で用いられる薬剤に極めて批判的なライターが編集をしているようで、「ベンゾジアゼピン依存症」の項目も例に漏れず、ベンゾジアゼピンの恐ろしさをこれでもかと書いてくれていますが、そこには「抗てんかん、催眠、筋弛緩作用への耐性は数日から数週間以内に形成され、4ヶ月後にもベンゾジアゼピンの抗不安の特性が保たれていることを示す証拠はほとんどない」とあります。個人的にはそこまで言い切るのもどうかとも思いますが、他に「ベンゾジアゼピン依存症の場合には、薬物による快い作用よりも不快な離脱反応を回避するために継続的に使用しているとみられている。ベンゾジアゼピン依存症は、長期間の使用によって、低い治療用量においても、依存行動がなくても形成される」と書かれていることがほぼ真実であることは、ほとんどの精神科医が認めざるを得ないと思います。

そういう訳で、ある程度教育され良識のある精神科医はむやみとベンゾジアゼピンを処方しないようになりました。代わりに処方されるようになった薬剤がＳＳＲＩです。ＳＳＲＩは、それまでの抗うつ薬よりも効果は強くないが副作用の少ない抗うつ薬として爆発的に売れた薬剤ですが、以前から不安や緊張に関わる疾患の治療に抗うつ薬が用いられて

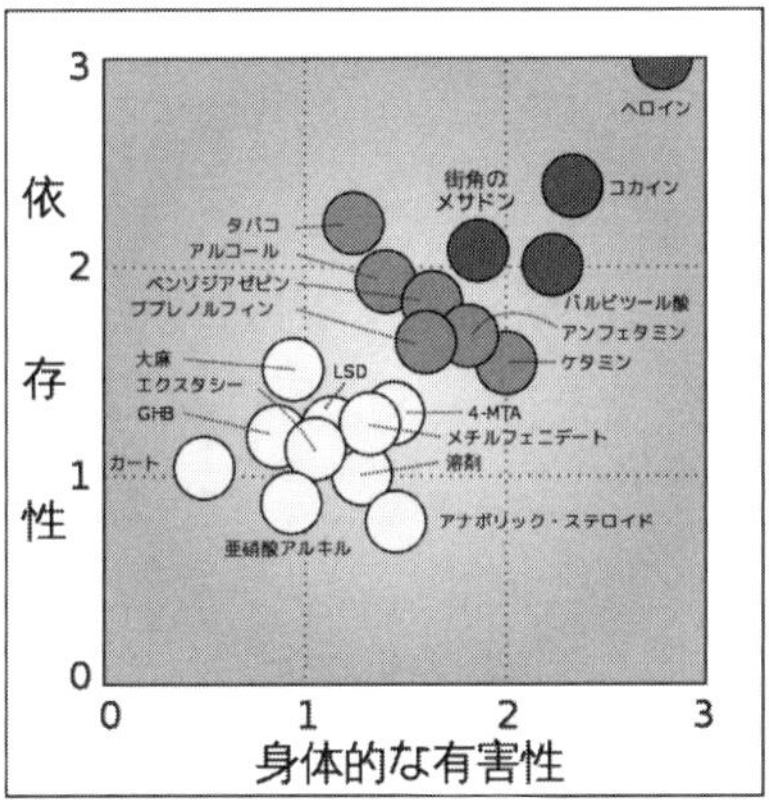

▲**様々な薬物の依存性と有害性**（ウィキペディアより）

いたこともあり、比較的早い段階からうつ病以外の疾患へ適応が拡大されました。最後発のエスシタロプラム以外のＳＳＲＩはパニック障害、強迫性障害などの疾患に用いることが出来るようになっています。

ＳＳＲＩについては賛否様々な意見がありますが、不安や緊張に関わる疾患に対してはベンゾジアゼピンより安全で、それに劣らぬ有効性があると考えられます。ただし、即効性がなく、「効いた感じ」が乏しいため、治療初期にベンゾジアゼピンを併用する精神科医もまた依然として多いようです。

さて、ベンゾジアゼピンとＳＳＲＩの効果の違いについて、僕は患者さんに大体こんな感じで説明します。

「不安というのは山火事みたいな物で、少しでも火が残っていれば次々に燃え広がってしまうので、完全に封じ込めることが大切です。山火事に対応する方法は色々あると思いますが、ベンゾジアゼピンは消防車のようなもので、ＳＳＲＩはチェーンソーのようなものです。つまり、不安という山火事の現場に消防車を持ってきたら、水を撒いた場所は火が消えるので、山火事に勝った感じは一瞬します。これが、いわゆる「効いた感じ」です。しかし、本格的な消火のためには徹底的に水を撒かないといけません。水の量が足りないと目に見える範囲で火が消えても、その下の焼けた炭がまた勢いを取り戻してしまうからです。ベンゾジアゼピンという消防車だけでも不安という山火事は消せるかも知れないけれど、そのためには水をじゃぶじゃぶに撒く必要があり、それはかなり大量に薬を使って、不安も何も考えられない状態をしばらく作るということです。そうしたら今度は耐性と依存が問題になってしまいます。ＳＳＲＩによる治療はチェーンソーで延焼を防ぐために木を切るようなものです。切り始めてすぐには火が消えませんが、とにかく木を切り続けていれば火の勢いは一定以上に広がりません。水を撒いた時のようにパッと火が消える感じこそしないものの、十分な時間が経てば火は消えます。その時には延焼する木がもうないので、不安の火が燃え上がることはほとんどありません。」

この説明が完全に合っているかどうか、本当のところは分かりませんが、患者さんの治り方を見る限りではベンゾジアゼピンとSSRIの特徴をある程度正しく表していると思います。いずれにせよ、不安な状態が続くと、自分の心身が制御出来ない感覚が負のスパイラルに陥って、不安が強まってしまうので、なるべく早い段階で「今自分は治療を受けているし、薬が合っているから大丈夫だ」という感覚を持ってもらうことが大切です。

22

不眠症：向精神薬指定を受けなかったエスゾピクロン、診断

ベンゾジアゼピンの話が続きましたが、まだベンゾジアゼピンの側面の片側しかお話していません。ベンゾジアゼピンは抗不安薬として用いられる一方、睡眠導入剤としても広く使われています。そこで、今回から不眠症の話に移りたいと思います。

その前に、前々回、前回とエチゾラムについて触れ、エチゾラムが何らかの理由で向精神薬指定されず爆発的に処方されたと書きました。その後、エチゾラムが漸く向精神薬指定を受けることになった（２０１６年９月）ことをお伝えしておかなければなりません。エチゾラムは日本におけるベンゾジアゼピンの濫用を広めた犯人の一人と言っても過言ではない薬剤であり、向精神薬指定はとうの昔に受けているべき薬剤だったので、今回の指定は大変喜ばしいことです。向精神薬となれば処方日数制限がつき、そうなれば他の抗不

安薬と差がなくなり今までのような処方はできなくなる訳で、間違いなくエチゾラムの特殊な立場は失われるでしょう。しかし、発売から十分な期間普通の薬として売り切った今やエチゾラムを販売していた製薬会社にとっては大して痛くも痒くもない訳で、むしろ儲けた後に濫用による問題が大きくなって来ていたので、厚生労働省から制限をかけてもらいたいと思っていたところでしょう。そう思うと何とも虚しい指定であるという気もします。

この話に触れた以上、もう一つ、エチゾラムの向精神薬指定の裏で一つ気になる動きがあることについても触れておかねばなりません。それはエチゾラムと一緒にゾピクロンが向精神薬指定を受ける一方で、エスゾピクロンが向精神薬指定を受けなかったことです。表向きはエスゾピクロンの安全性やら何やら色々な理由をあげてこの結果が説明されると思いますが、エチゾラムが向精神薬指定を受けなかった経緯とほとんど同じ背景が存在しているように感じるのは私だけではないと思います。エスゾピクロンはゾピクロンの光学異性体で、ゾピクロンの欠点をいくつか解消した薬剤であることは確かです。しかし、依存性の問題が軽減しているという話はあってもかなり眉唾ものですし、健忘やフラつきな

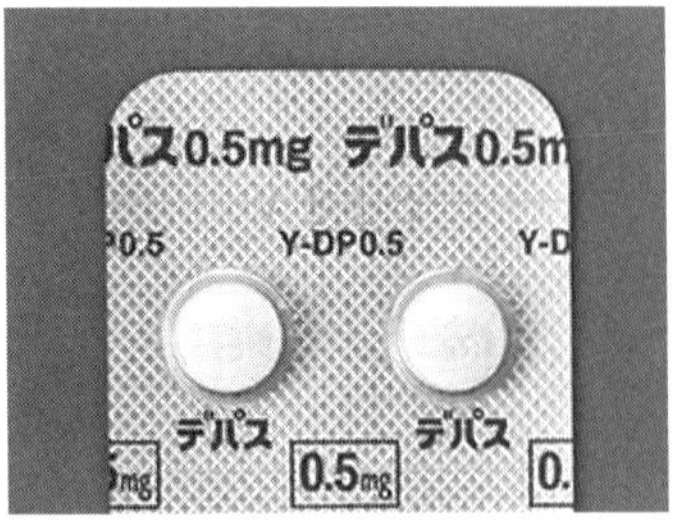

▲エチゾラム（商品名：デパス）

どの副作用も依然として存在しており、向精神薬の指定を受けない理由は正直言ってありません。この変更を受け、処方日数制限がなく長期処方されていたゾピクロンとエチゾラム（睡眠導入剤としても処方されます）が、向精神薬に指定されたことにより、次々とエスゾピクロンに変更され、新しく長期に処方しようとする患者にエスゾピクロンが選ばれることが容易に想像されます。本来であれば、様々な観点から向精神薬に指定してもらうべきエスゾピクロンですが、そうされなかったことによって売り上げは間違いなく上がるでしょう。エスゾピクロン自体は良い医薬品かもしれないですが、誤った方法によって売り上げを伸ばすのであれば、それは極めて残念なことです。

さて、本題に戻りましょう。そもそも不眠症とは何なのでしょうか。まず、ＤＳＭ－５において、不眠症は「睡眠

―覚醒障害群」に分類され、いわゆる不眠症は「睡眠障害」と呼ばれています。他には「物質・医薬品誘発性睡眠障害、不眠型」などの分類があります。また、アメリカ睡眠医学会が策定した睡眠障害国際分類によると、不眠症は慢性睡眠障害、短期睡眠障害などに分類されます。

だから何なんだ、とお思いでしょう。私もそう思います。しかし、これでも随分マシになったのです。これより前のＤＳＭでは不眠症が原発性なのか続発性（ある事柄に引き続いて起こる性質）なのかが問題にされていました。しかし、うつ病と不眠症は併発することが多く、うつ病の治療を行えば不眠も解消するというのが続発性と分類する意義だったと思いますが、実際はうつ病の治療と不眠症の治療は平行しており、不眠が改善すればうつも改善するし、うつが改善すれば不眠も改善する訳で、その分類は重視されなくなりました。

睡眠障害国際分類の方はもっと意味不明で、第2版では不眠症だけでも「適応障害性不眠症（急性不眠症）、精神生理性不眠症、逆説性不眠症、特発性不眠症、精神疾患による不眠症、不適切な睡眠衛生、小児期の行動性不眠症、薬物または物質による不眠症、身体疾患による不眠症、物質または既知の生理的病態によらない特定不能な不眠症（非器質性不眠症、非器質性睡眠障害）、特定不能な生理的（器質性）不眠症」といったようにかなり細かい分類がされていました。最新の第3版では前述の通り慢性睡眠障害、短期睡眠障害などといった極めてシンプルな形のものになりました。

ほんの10年余りの間にそれだけ診断が変わるということから分かる通り、不眠に関しては分かってないことが多すぎて、原因も治療もほとんど確立していないのです。

しかし、「ぐっすり眠りたい」というのは人間にとってかなり根源的な欲求であって、それが薬によって満たされると思って薬剤を求める人は多く、それに対して睡眠導入剤、いわゆる「睡眠薬」が頻繁に処方されています。先進諸国では睡眠導入剤の使用は多くなりがちなのですが、その中でも日本での使用量はかなり多くなっています。ちなみに日本で睡眠導入剤として多剤投与制限を受ける薬は抗不安薬同様多くあります。

23

不眠症：治療

睡眠導入剤として多剤投与制限を受ける薬は多くあるという話で前回は終わっていました。それらの一般名を挙げると次のようになります。

ブロモバレリル尿素、抱水クロラール、エスタゾラム、フルラゼパム塩酸塩、ニトラゼパム、ニメタゼパム、ハロキサゾラム、トリアゾラム、フルニトラゼパム、ブロチゾラム、ロルメタゼパム、クアゼパム、アモバルビタール、バルビタール、フェノバルビタール、ペントバルビタールカルシウム、トリクロホスナトリウム、クロルプロマジン・プロメタジン・フェノバルビタール、リルマザホン塩酸塩水和物、ゾピクロン、ゾルピデム酒石酸塩、エスゾピクロン、ラメルテオン、スボレキサント。

以上は一部を除いてバルビツール酸系、ベンゾジアゼピン系の薬剤です。非ベンゾジアゼピン系睡眠薬と呼ばれる薬剤も複数あり、いずれもZから始まる一般名を持つことからZ系睡眠薬などと呼ばれ、ベンゾジアゼピンとは異なる何かのような扱いを受けていますが、構造式はベンゾジアゼピンのそれとほとんど変わらず、作用もほとんど変わらないため、本稿ではZ系の薬物もベンゾジアゼピン系と呼ぶことにします。

さすがにブロモバレリル尿素や抱水クロラール、アモバルビタールなどが睡眠薬として処方されることはほとんどなくなったと思われます。しかし、その代わりにベンゾジアゼピン系薬物は現在でも日本で大量に処方されています。どうして、国が多剤投与制限を行なわなければならないほどベンゾジアゼピン系薬物が使われてしまうのか、その理由を考えてみましょう。

まず、不眠治療で大切なこととして睡眠衛生指導というものがあります。睡眠衛生指導とは文字通り睡眠について医学的に指導を行うもので、「睡眠薬の適正な使用と休薬のための診療ガイドライン」でも「定期的に運動をする」、「じゅうたんを敷く、ドアをきっち

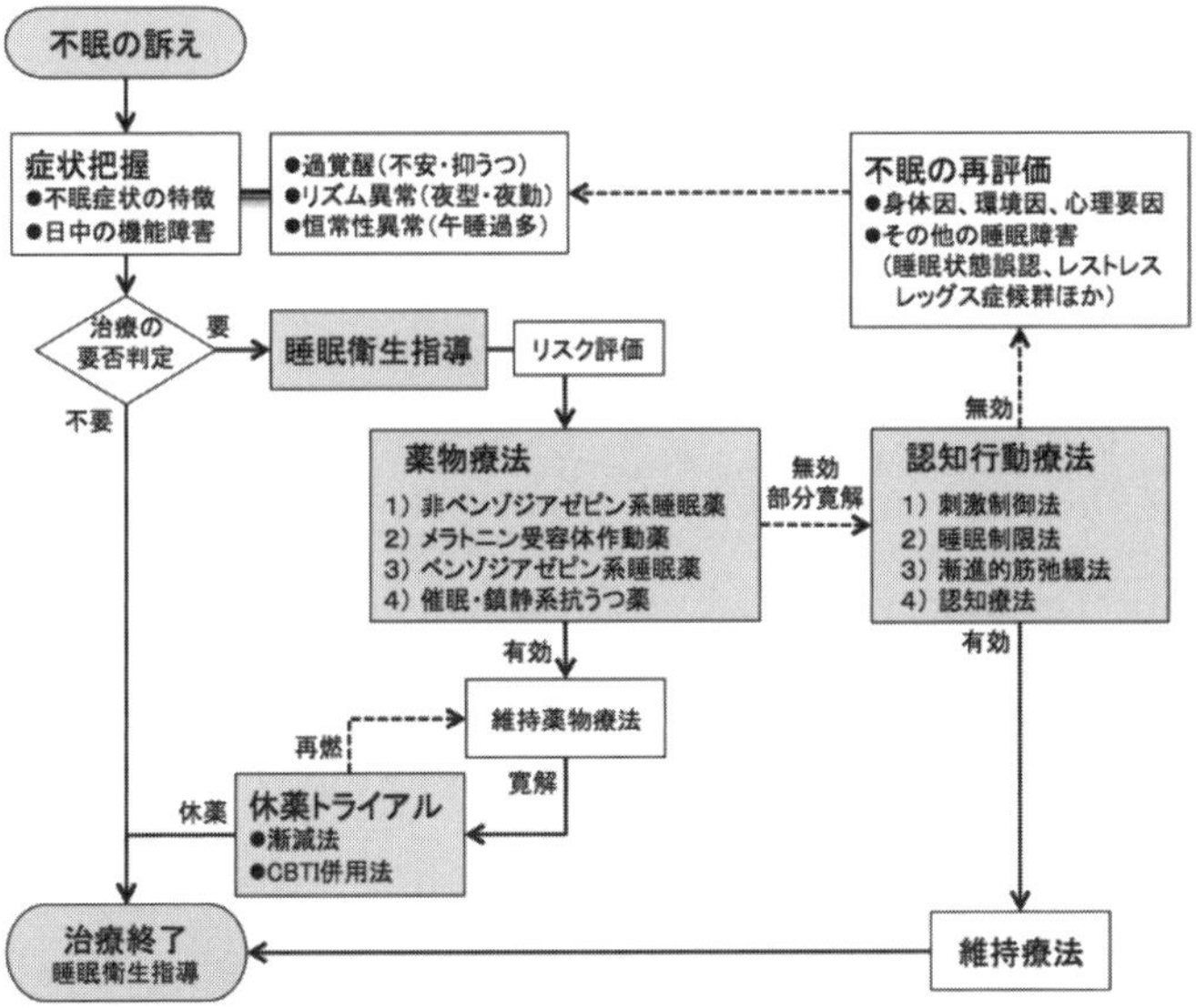

▲不眠症の治療アルゴリズム
（厚生生労働科学研究・障害者対策総合研究事業「睡眠薬の適正使用及び減量・中止のための診療ガイドラインに関する研究班」および日本睡眠学会・睡眠薬使用用ガイドライン作成ワーキンググループ編「睡眠薬の適正な使用用と休薬のための診療療ガイドライン―出口を見据えた不眠医療療マニュアル―2013年10月22日改訂版」より）

り閉める、遮光カーテンを用いる、寝室を快適な温度に保つといった寝室環境調整を行う」、「規則正しい食生活を心がける」、「就寝の4時間前からはカフェインの入ったものは摂らないようにする」、「眠るために飲酒をしない」、「就寝前の喫煙を避ける」、「寝床で考え事をしない」といった指導を行うことが不眠に対する治療の要否を問わず求められています。

しかし、現実には睡眠衛生指導は十分行われていないように思われます。まず、不眠治療にあたる専門医が患者さんの数に比して足りておらず、ほとんどの患者さんが一般的な心療内科や精神科で治療を受けることになりますし、それ以上にいつも通っている内科や整形外科などの診療科で不眠もついでに診てもらっていることが多いことが問題になります。そのような科では睡眠衛生指導の方法を十分知らない医師が不眠の相談を受けているので、最初から睡眠薬を出してしまうのも仕方がないと言えます。

では、一般的な心療内科や精神科ではどうかと言えば、不眠についての知識はそれ以外の科の医師よりは当然多く、睡眠衛生指導が必要であることもほとんどの医師が理解していると思われます。しかし、多くの患者さんが病院に行くと薬をもらうことが当たり前だと考えているので、「あなたの生活習慣等を変えることで十分今の状況は改善する」のですよ、という指導だけでは納得してもらえないことも少なくありません。指導に十分時間をかけた挙句納得してもらえず、後々依存することが分かっていても睡眠導入剤を出すことで喜んでもらえる、ということが続けば、指導を諦めて睡眠薬を出すようになる医師が多くなるのは当然と言えます。さらに言えば、不眠症に関して十分な指導に要する時間と労力に見合った報酬がもらえるような診療報酬体系になっておらず、簡単に診察を済ませて睡眠薬を処方する方が、その日だけに限っても儲かりますし、さらには依存性のある薬物を処方することで定期的に通院してくれる患者を確保でき、医療機関側にとって色んな意味で報われるようになっています。患者と医療機関のどちらにとっても不眠に対しては睡眠薬が一番手っ取り早い解決法になってしまうのです。

その結果、ごく僅かな量であっても睡眠薬を飲まないでは眠れない患者さんが次々と生み出されてしまい、一部の患者さんでは使用量が次第に増えて多剤投与を要するような状態になってしまっているのです。これは大変不幸なことです。

薬の話題からは遠ざかりますが、引き続き睡眠衛生指導の話を少ししたいと思います。不眠は大きく入眠障害、中途覚醒、早朝覚醒などに分けられます。最初の入眠障害はいわゆる「寝付けない」というものですが、話を聞いていくと「寝付けなくて当たり前」というケースも多いです。一番多いのは朝起きる時間が遅いので、入眠も遅くなるのが当然なのに、早くから寝ようとして寝られない高齢者です。加齢と共に睡眠時間が短くなるのは良く知られたことで、「年寄りは早起きする」のが当たり前なのですが、それでもゴロゴロと寝てしまう人もいて、そうすると当然今度寝るときはなかなか寝付けなくなります。こちらからすると「朝遅くまで寝てるんだから夜は寝られないよ」という話が、患者さんからは「夜寝付けないから朝もゴロゴロしちゃうんで、寝付きを良くして欲しい」となってしまうのです。これは当然病気ではないので、睡眠薬は本来必要ないと思いますが、このようなケースでも睡眠薬は多く処方されています。睡眠薬によって一番簡単に改善するのが入眠障害だからです。

24

不眠症：入眠障害と睡眠導入剤

ここからは入眠障害以外の不眠について話すべきなのでしょうが、睡眠薬のほとんどは睡眠導入剤とも呼ばれ、入眠障害を治療のターゲットとしていることもあり、今回は入眠障害での睡眠薬について色々お話させていただきます。中途覚醒、早朝覚醒に対する睡眠衛生指導や睡眠薬の使い方については次の項でお話しします。

さて、睡眠薬と呼ばれる薬の多くはベンゾジアゼピン系薬物で、これは作用時間の長短によって多くの場合使い分けがされています。入眠障害であれば一度寝てしまえば薬が切れても問題ないので、超短時間型や短時間型と呼ばれるベンゾジアゼピン系薬物が用いられます。トリアゾラム（商品名：Halcion・ハルシオン）、ゾルピデム、ゾピクロン、エスゾピクロンなどが超短時間型、ブロチゾラム、ロルメタゼパム、リルマザホンなどが短時

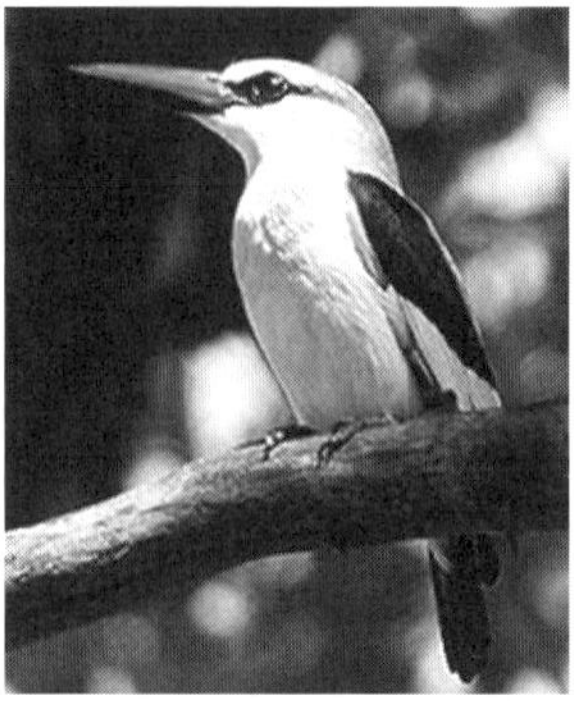

▲**カワセミ**：英語名Halcyon（ハルシオン）（写真はウィキペディアより）

間型とされています。超短時間型のメリットは入眠だけをターゲットとすることで、翌朝の爽快な目覚めが期待できることです。短時間型はそれに準じた効能があります。バルビツール酸系ではないベンゾジアゼピン系としてはトリアゾラムが超短時間型の先駆けで、期待通り寝つきは良く、目覚めもスッキリするということでかつては盛んに用いられたのですが、次第にかなり多くの問題がある薬剤であるということがわかり、ゾルピデムにその地位を奪われました。

トリアゾラムの問題として、他のベンゾジアゼピン系薬物と同様に薬物依存が形成されることの他に、使って入眠していた後に使わないとそれまで以上に眠れなくなる反跳性不眠や寝てから先、睡眠中や翌朝のことを完全に忘れてしまう一過性健忘、翌日の不安などがあります。寝つき、翌朝の目覚めは良くなるけれど、依存形成は極めて速やかで、反跳性不眠もひどく、健忘も頻繁に出現し、不安も掻き立てられるとんでもない薬であるということで、諸外国でも早々と問題視され、欧州諸国をはじめとする複数の国で発売中止となっています。

それらの副作用の多くを軽減したとされるのがゾルピデムで、発売当初は副作用がほとんどないかのような触れ込みだったのですが、実際はトリアゾラムよりはマシ、という話であって、ゾルピデムでもやはり依存形成は早く、反跳性不眠や健忘も頻繁にみられます。特に健忘はひどく、夜寝ている間に何かしたようだが良く分からない、とか、何か食べていた形跡はあるけど全然覚えていない、などと言われることの多い薬剤です。

ゾピクロンもトリアゾラムより問題は少ない薬ですが、口に何とも言えない強烈な苦みが残ることが多く、そのために積極的に用いづらい薬剤でした。エスゾピクロンはそのゾピクロンのS体のみを光学分割したもので、効果の面でも苦みの面でもゾピクロンより良い薬剤になっているようです。しかし、前々回お話ししたように、向精神薬にならなかったことにはあまり良くない背景があるのではないかと勘ぐってしまいます。

次の短時間型の薬剤は超短時間型より文字通り少し長く効果があるものの、翌朝まで持ち越すことはあまりないものです。その中で最も使われているブロチゾラムは、人によってはあまり効かないと言われますが、超短時間型ほどひどい依存形成もなく、健忘もほとんど見られないなど、副作用面でのメリットが大きい薬剤です。ロルメタゼパムも同様に良い薬なのですが、どういう訳かブロチゾラムほどの人気はありません。しかし、ほぼ腎排泄されるという特徴があるため、他の薬剤や身体状態を考慮して選択されることも少なくありません。

これらの2剤や作用時間の異なるベンゾジアゼピン系薬剤と比べ、リルマザホンは驚くほど効きません。他の薬では大なり小なり効きすぎてしまう人がいるにもかかわらず、リルマザホンで効きすぎで困ると言われることはまずありません。しかし、これがリルマザホンの最大のストロングポイントです。マイルドでソフトなその特性から高齢者に最初に処方する薬剤として用いられることも多いです。

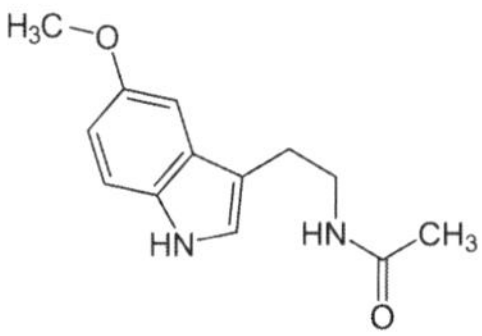

▲メラトニンの構造式（ウィキペディアより）

ベンゾジアゼピン系薬剤以外で注目すべき短時間型薬剤がラメルテオンです。ラメルテオンもリルマザホンと並んで効かない効かないと言われる薬なのですが、リルマザホン以上に良いのは、この薬がベンゾジアゼピン受容体に作用せず、メラトニン受容体作動薬であるという点にあります。リルマザホンでもベンゾジアゼピン系薬物のデメリットである依存性や筋弛緩などの問題は完全に無視はできないのですが、ラメルテオンはメラトニンという睡眠覚醒リズムに関連しているホルモンと同様の作用をするため、そのような問題がほとんど生じないとされています。残念ながらラメルテオンそのものの睡眠薬としての効果は弱いですが、メラトニン作動薬という新しい機序はベンゾジアゼピン系薬剤に汚染された不眠治療にわずかながら光明をもたらしたと言えるでしょう。

25

不眠症：入眠障害以外の不眠の治療

さて、前回は入眠障害とそれに対応する超短時間型と短時間型の睡眠導入剤についての話でしたが、入眠障害以外の不眠についてはどうでしょうか？

中途覚醒について考えると、これについても指導するべきことは多数あります。トイレのために覚醒するのなら、就寝前の飲水量を減らしてみるべきですし、配偶者や子供の動きや気配で覚醒するなら寝室を分けたり、アイマスクや耳栓をするなどの方法を検討するのも良いと思われます。早朝覚醒についてはうつ病やその類縁疾患で多く見られることに注意しなくてはなりませんが、睡眠衛生指導としては入眠障害のときとそれほど変わらない内容になります。それらの対応をとっても改善しないとなると薬物も考えなくてはなりませんが、中途覚醒、早朝覚醒に対応するのは割と難しい課題になります。

入眠障害は、睡眠の一番最初に問題があるため血中濃度のピークで入眠を誘発し、その後起きる時までにピークアウトさせることができれば、後は副作用にのみ対応すれば良い訳で、これはそれほど難しい仕事ではありません。しかし、中途覚醒や早朝覚醒は、内服後数時間先に起こるイベントに対して、その時点で再入眠できる状態を期待され、かつ、入眠障害よりも短い起床までの睡眠の後に覚醒状態に持ってこなくてはなりません。薬効のピークを中途覚醒や早朝覚醒の時間に持ってくればよいのですが、そうすると翌朝以降も薬効が続くことになってしまいます。それでは困ることも多いので、ピークはもっと早い時間に持ってきて、ピークアウトしているけれどもそこそこ効いている状態で中途覚醒や早朝覚醒の頃を狙い、さらに効果が弱まったところで起きてもらう、というのを狙わなくてはなりません。これらの目的で中間型や長時間型、超長時間型と呼ばれるベンゾジアゼピン系薬物が用いられます。中間型としてはエスタゾラム、ニトラゼパム、フルニトラゼパム、長時間型としてはクアゼパム、フルラゼパムなどがあります。

中間型の薬剤は、超短時間型、短時間型の薬剤ほど種類もありませんし、これといった使い分けはあまり厳密にされていないと思いますが、それでも少しは違いがあります。ニトラゼパムが少し古い薬剤で、少し半減期も長いためか飲み心地が少し悪いようによく言われます。フルニトラゼパムは名前の通りニトラゼパムの一部をメチル化とフッ素化した薬剤で、半減期が少し短く、入眠にも睡眠維持にも強力な作用を持ちます。しかし、アメリカではレイプに用いられるなど問題ある化学物質であるとされ、薬物として認可されていません。そのため、服用している患者さんがアメリカに渡航する際には証明書が必要になります。同じように乱用で有名だった薬剤にニメタゼパムというものがありましたが、こちらは違法横流しの問題などで有名になり、昨年販売中止になりました。エスタゾラムはフルニトラゼパムに近い作用時間があり睡眠維持作用も強い薬物ですが、フルニトラゼパムやニメタゼパムのように乱用されることもなく、古い薬剤ながら現在まで使われています。

長時間型の薬剤では、中間型のもの以上に持ち越し効果による眠気、ふらつきが問題となるため患者さんからの人気があまりなく、その中ではふらつきが少ないとされるクアゼパムがいくらか多く使われています。フルラゼパムはクアゼパム登場まではいくらか使われていた印象ですが、最近はめっきり見なくなりました。

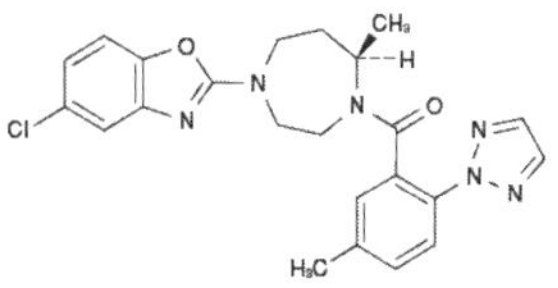

▲スボレキサントの構造式（添付文書より）

ベンゾジアゼピン系以外の薬剤でメラトニン受容体作動薬であるラメルテオンを前回紹介しましたが、中間型、長時間型に相当する新しい作用機序を持つ薬物として2014年に発売されたのがスボレキサントです。こちらはオレキシンという覚醒維持に作用しているとされる物質の受容体をブロックする働きがあり、覚醒を維持できなくさせて睡眠をもたらすとされています。作用する部位の違いからベンゾジアゼピン系薬剤でみられる依存性の問題が少なく、反跳性不眠や離脱といった断薬時の問題が生じにくいとされており、ラメルテオン同様、今後の不眠症治療において重要な薬剤となっていくと思われます。ただし、作用時間の長さからくる持ち越し効果は少なくないため、翌日の自動車運転等の作業には注意が必要とされています。

中途覚醒や早朝覚醒はこれらの薬剤で対応困難なケースも多く、特に近年ではベンゾジアゼピン系薬剤の依存性や筋弛緩作用

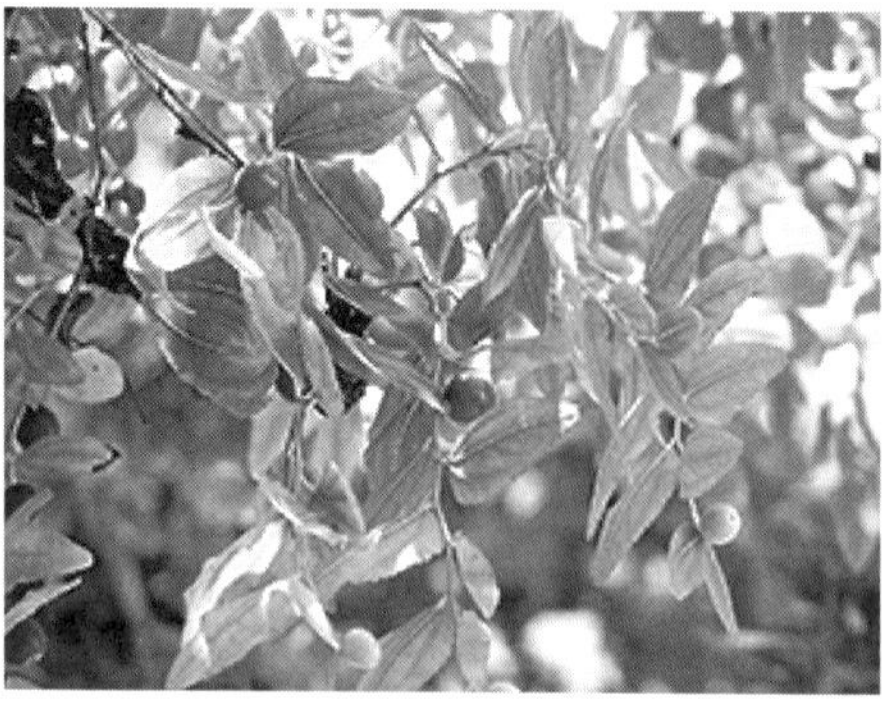

▲**ナツメの実**：酸棗仁はサネブトナツメの種子（写真はウィキペディアより）

の問題が注目されているため、抗精神病薬や抗うつ薬を使用されることが多くなっています。抗精神病薬としては古くはクロルプロマジン、レボメプロマジン、新しいものではクエチアピンやオランザピンがよく使われ、抗うつ薬としては古くはミアンセリン、トラゾドン、新しいものではミルタザピンなどが良く使われています。しかし、当然ながら統合失調症やうつ病の症状として不眠を呈しているもの以外ではこれらの薬剤は適応外使用になるため、服薬による副作用に一層注意する必要があります。

ベンゾジアゼピン系薬剤以外では抗ヒスタミン剤や漢方薬も不眠治療に用いられます。よく知られているものとしてジフェンヒドラミンや抑肝散などがあり、これらは「ドリエル」、「アロパノール」などの商品名で市販薬として売られています。また、酸棗仁湯なども極めて狭いターゲットを持つ薬剤ですが、逆にピタッとはまった場合はベンゾジアゼピン系薬剤に劣らない効果を示します。

26

認知症：イントロダクション

認知症という病気は、その疾患の特性が悲劇的なものであるため、しばしば映画や小説の題材にされます。同様に映画や小説の題材とされることの多いPTSDがほぼアメリカの専売特許であるのに比べ、認知症はそのようなことがありません。古くは「恍惚の人」、最近では「明日の記憶」、韓国の「私の頭の中の消しゴム」などアジアからも多くの名作、佳作が生み出されています。

認知症と同じように、一度獲得した認知機能が障害されてしまう小説で「アルジャーノンに花束を」というこれまた大変素晴らしい傑作があります。小説の内容は認知症を扱った他の作品群とよく似た所も多いのですが、これは認知症を扱った作品とは言いません。では、「私の頭の中の消しゴム」のスジンと「アルジャーノンに花束を」のチャーリイ・ゴードンでは何が違うのでしょうか？

認知症とはどういう状態を指すのか、まずはそこから考えなくてはなりません。大まかに言うと、何らかの認知機能（注意、実行、学習、記憶、言語、知覚など）の障害が存在し、せん妄、うつ病といった同様の障害を呈する状態、疾患によるものではない状態が認知症とであるとされています。以前は「痴呆」と呼ばれていましたが、平成16年に厚生労働省が「認知症」と呼称を改め、現在では痴呆と呼ばれることはほぼなくなりました。海外ではDementiaと呼ばれていましたが、DSM—5では「神経認知障害（Nuerocognitive Disorder）」と呼称変更されています。

認知症は、アルツハイマー型認知症、びまん性レヴィ小体病、前頭側頭型認知症、脳血管性認知症等に分類されます。その他に認知症を呈する疾患として正常圧水頭症、慢性硬膜下血腫などがあります。全体のうち、アルツハイマー型認知症がほぼ半数、びまん性レヴィ小体病、脳血管性認知症がそれぞれほぼ15～20％、前頭側頭型認知症が約10％とされますが、この比率は各種調査によって比較的差が大きいです。厳密に言えばもっと発症比率の低い疾患で認知症となるものも多いのですが、それらの疾患のほとんどが、現時点では治癒、寛解を目指す治療法がない上、高度医療機関でしか確定診断が出来ず、見過ごされている場合も少なくないのだろうと思われます。しかし、認知症の患者数の増加と現在診断に用いられる画像検査等の普及水準を鑑みるとこれは止むを得ないところでしょう。

次に、先に述べた四つの認知症はどのように診断されるのかに話を移しましょう。まず、アルツハイマー型認知症ですが、臨床的な診断は除外診断によると考えて間違いありません。遺伝子検査、アミロイドPET等で今後は「アルツハイマー病」が認知症の中ではっきりと分離されると思われますが、現時点ではDSM—5でも定義されているのは「記憶、学習が障害されていて」「緩徐な進行で」「他の疾患は除外されている」、この3点だけです。変な話ですが、現代の診断基準では「どうやら他の認知症ではなさそうだ」と医師が考えたらアルツハイマー型認知症と診断されるのです。

次のびまん性レヴィ小体病ですが、認知障害がゆっくり進行するという点はアルツハイマー病とよく似ていますが、その他に特徴的な症状があるとされています。具体的には「動揺する覚醒度」、「幻視」、「パーキンソニズム」の三つが中核症状、「レム睡眠行動障害」、「抗精神病薬に対する過敏性」が示唆症状とされます。中核症状または示唆症状一つで「疑い」、中核症状二つまたは中核症状一つ＋示唆症状一つで「確実」とされます。中でも「幻視」はかなり特徴的な症状で、他ではアルコール離脱せん妄くらいでしか見られないので、これがあれば大体はびまん性レヴィ小体病を疑います。

「前頭側頭型認知症」は、臨床的には「アルツハイマー病」と近い点もありますが、全く異なる点も少なくありません。具体的には「緩徐に進行する認知障害」はありますが、「学習、記憶」は優位に障害されず、「言語」または「行動」での異常が目立ちます。「行動障害」には「脱抑制」、「無気力」、「思いやり／共感の欠如」などがあり、「人格が崩れた」と良く表現されます。他には「常同的／強迫的行動」「食行動の変化」なども特徴的な症状です。

常同的行動とは、いつも同じ行動を取りたがるという症状で、天気や季節に関係なく同じルートを同じ時間に散歩したり、何か決まったもの、よくあるのは菓子パンやバナナなどですが、それを毎日毎日食べ続けたりします。「言語障害」は様々な形で見られますが、「反響言語」「常同言語」などが良く知られています。ここまで読んでもらって分かってもらえると良いのですが、前頭側頭型認知症は先の二つの認知症よりずっと厄介です。

「脳血管性認知症」は文字通り脳血管障害に伴う虚血によって認知症となるものです。以前は階段的に進行するのが特徴であるとされていましたが、それほど階段的な進行が目立たないものもあるため、最近ではそれほどその点は重視されません。頭部画像検査で梗塞巣が認められることが診断を決定づけますし、高血圧や歩行障害の存在なども診断を支持する所見だとされます。

さて、最初の話に戻りますが、認知症と診断される前提として、知能、認知機能を正常に獲得している必要があります。知的障害でも様々な認知機能障害がその他の障害によらず存在しますが、これは認知症とは呼びません。この、最後の「知能、認知機能を正常に獲得している」という部分が異なるため、スジンは若年性アルツハイマー型認知症と診断されますが、チャーリイ・ゴードンはそうならないのですね。

27 認知症：薬物療法

日本を含めた先進諸国で高齢化が進むにつれて、認知症が解決すべき大きな問題となってきたため、根本的な治療法を探すために研究が重ねられてきました。アルツハイマー型認知症の根本的な治療薬として今までに研究がすすめられたものとしては、アミロイドベータの切り出しをする酵素を阻害、調整する薬剤や、ワクチンによる免疫療法、抗体療法などがあります。アミロイドベータの切り出しをする酵素を阻害、調整する薬剤は現在も治験が進行中のものもありますが、今までのところ死屍累々です。免疫療法は実際にアミロイドを減らし、その効果が期待されたのですが、脳炎を引き起こすために実用化されませんでした。その後の抗体療法も優位な成績が出せずにいます。現在に至るまでアルツハイマー型認知症をはじめとしてほとんどの認知症については根本的な治療法は見つかっていません。

それでも、最も患者数の多いアルツハイマー型認知症に対しては進行を遅らせる効果があるとされる薬剤が発売されています。現在用いることができる薬剤は4種類あり、そのうち3剤はアセチルコリンエステラーゼ阻害剤で、もう1剤はＮＭＤＡ受容体拮抗剤です。アセチルコリンエステラーゼ阻害剤というのは、アルツハイマー型認知症ではアセチルコリンという神経伝達物質の生成が減少するため、アセチルコリンの分解をする酵素の働きを抑えてやることで神経の働きを保つようにしようという薬剤で、ＮＭＤＡ受容体拮抗剤というのは、アルツハイマー型認知症ではグルタミン酸による神経細胞毒性が問題になるため、そのグルタミン酸の働きを抑えてやろうという薬剤です。

アセチルコリンエステラーゼ阻害剤として最初に発売されたのがドネペジルです。ドネペジルは日本の製薬会社エーザイによって開発され、日本では１９９９年に発売された薬剤で、比較的強力なアセチルコリンエステラーゼ阻害作用と長い半減期を持っています。投与初期に頭痛、嘔気をはじめとして様々な副作用が見られるため、最初に2週間少ない容量から開始することとされています。その後は進行に伴って容量を増やすことも認められており、アルツハイマー型認知症であれば軽度から重度まで幅広く使えます。また、２０１４年には、びまん性レヴィ小体病に対しても適応が追加されています。最初に登場したこともあってか剤形も錠剤、ＯＤ（口腔内崩壊錠）錠、ドライシロップ、ゼリーと豊富ですし、ジェネリックがすでに発売されていることもあって市場では現在に至るまで圧倒的なシェアを誇っています。

ドネペジルが登場して以降12年が経過し、２０１１年にようやく発売されたのがガランタミンとリバスチグミンでした。どちらもアセチルコリンエステラーゼ阻害剤なのですが、ガランタミンはニコチン性アセチルコリン受容体への作用があることを、リバスチグミンはブチリルコリンエステラーゼ阻害作用があることを、それぞれドネペジルとの違いとして強調していました。

しかしながら、発売から5年経過した今でもこれら2剤によって劇的に改善する患者さんが増えたとの声は聞こえてこないので、結局ドネペジルとの「違い」は販売を目的とした差別化と言い切ってしまってよい程度のことだったんだろうと個人的には考えています。もう少し穏やかに言えば、特徴的な作用は期待出来るのかもしれませんが、２剤ともドネペジルと比べて投薬の手間がありました。ガランタミンは半減期がドネペジルより短いため１日２回の投与が必要となり、これは介護者への負担が直接増えることからあまり歓迎されませんでした。リバスチグミンは消化器系の副作用が多かったため内服を断念して貼付剤として発売されたのですが、認知症を発症したけれど他に身体的な問題はなく薬は全く飲んでいないという患者さんは実のところ極めて少なく、今までに飲んでいた薬を服用した上に貼付剤を貼ることになって二度手間になるという結果になりました。さらには、両剤ともドネペジル以上に長い段階的な増量期間を要求されるなどの手間はあるわ、貼付剤特有のかぶれの問題もあるわで、誰も喜ばない薬剤になってしまいました。それでも、ドネペジル以外の選択肢が登場したこと自体は評価すべきですし、喜ばしいことではあります。

残りの1剤がNMDA受容体拮抗剤のメマンチンです。メマンチンは、ガランタミン、リバスチグミンと並んで2011年に発売されました。適応は中等度以上のアルツハイマー型認知症に限られていますが、アセチルコリンエステラーゼ阻害剤と作用機序が異なるため併用されることも多く、また、作用そのものも中等度以上のアルツハイマー型認知症でしばしばみられる易怒性、攻撃性や徘徊といった問題の大きい症状に対してより有効であることから、2011年組の三兄弟では一番使用されている薬剤です。メマンチンはその適応が中等度以上のアルツハイマー型認知症に限られていることもあり、すでに何らかの抗認知症薬の投与を受けている患者さんに投与されることが多く、結果としてドネペジルの牙城に正面から挑むことなくコバンザメのようにおこぼれをもらうことに成功しました。

最後になりますが、アルツハイマー型認知症の治療薬として開発されていたTideglusibという薬剤を歯の再生に使うことができ、セメントの代わりにきれいに虫歯が治せるという論文が出たというニュースがありました。アルツハイマー型認知症の治療への道は険しく遠いですが、その副産物として歯医者でのセメントがなくなるとしたら素敵ですね。

28

認知症：良いガイドラインとそうでないもの

　前回、アルツハイマー型認知症をはじめとするほとんどの認知症に根本的な治療法はなく、アルツハイマー型認知症に対してはアセチルコリンエステラーゼ阻害剤とＮＭＤＡ受容体拮抗剤が進行を遅らせる薬剤として用いられていること、などについてお話ししました。

　しかし、アルツハイマー型認知症ではその中核症状である認知記銘力障害だけでなく、認知記銘力障害に伴って起きる被害妄想や徘徊、興奮といった症状（周辺症状（ＢＰＳＤ）と呼ばれます）に対する治療も求められます。この周辺症状に対して様々な薬剤が治療に用いられますが、その使用法について様々なガイドラインで触れられてきました。さっと思いつくものだけでも、「認知症疾患治療ガイドライン」「高齢者の安全な薬物療法ガイドライン」「かかりつけ医のためのＢＰＳＤに対応する向精神薬使用ガイドライン」などがあります。

「認知症疾患治療ガイドライン」はエビデンスに基づいて丁寧に作られたガイドラインなのですが、現行のものは２０１０年版と少し古く、周辺症状に対する薬物療法もあまりまとまったものではありません。「高齢者の安全な薬物療法ガイドライン」はエビデンスに基づいて使用すべき薬剤、使用に注意すべき薬剤を列記したもので、周辺症状について特別まとまった記載はありませんが、現実に即しながらかなり良心的な内容になっています。

「かかりつけ医のためのＢＰＳＤに対応する向精神薬使用ガイドライン」は現在第２版が出ていますが、これの第１版は本当にエビデンスに基づいて作成しようとしたのかとあきれるほどお粗末なものでした。第２版でいくらかマシになった部分もありますが、依然として内容は散漫でガイドラインと呼べるものになっていません。このガイドラインの悪質な点は、「高齢者の安全な薬物療法ガイドライン」でも現在認知症の周辺症状に対応する薬剤としてエビデンスも高く、間違いなく一番良い薬剤であるとして強く推奨されている抑肝散を排除しようとする意図が伺われる点です。抑肝散について、第1版では全く触れられなかったばかりか、認知症の周辺症状で使用が推奨される場面が著しく限られるSSRIを含む抗うつ薬に紙面を割き、第2版では申し訳程度に少し触れているものの、「科学的根拠はなく」、必要に応じて「考慮しても良い」と、基本的に推奨しない立場を取っています。もちろん、どのような場合でも抑肝散がベストとは言えませんが、抑肝散が他の薬剤のように潤沢な資金に基づいて有効性の検証がなされていないことを非難するようなこのガイドラインは、ほぼ間違いなくアセチルコリンエステラーゼや抗精神病薬、抗うつ薬を販売するメガファーマに汚染されたものと言えるでしょう。このガイドラインを作成した研究者5人中4人が複数のメガファーマから資金提供を受けていますが、抑肝散を製造、販売している製薬会社から資金提供を受けている研究者は一人もいません。

また、エビデンスは全くないものの比較的有名な認知症関連のガイドライン的なものとして「コウノメソッド」などもありますが、これも筆者がその中で推奨した医薬品の販売に関連して医業停止処分を受けるような怪しい代物なので、間違っても手に取らないようにしてほしいものです。

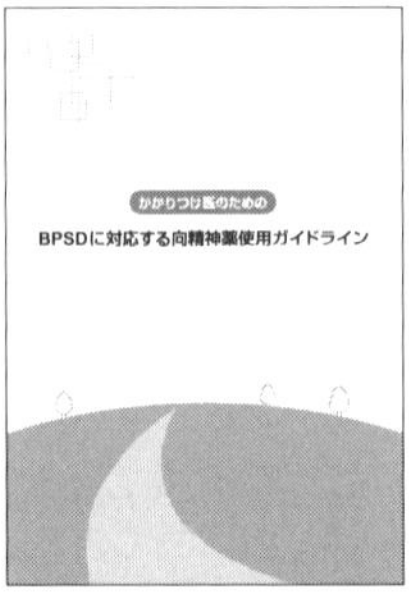

▲「かかりつけ医のためのBPSDに対応する向精神薬使用ガイドライン」表紙：平成24年度厚生労働科学研究費補助金厚生労働科学特別研究事業において行われた、認知症、特にBPSDへの適切な薬物使用に関するガイドライン作成に関する研究班作成（厚生労働省ウェブサイトより）

とは言え、これだけガイドラインやそれに準じた指南書のようなものが出てくるということは、認知症の周辺症状への対応がそれだけ難しく、画一的でないことを示しています。ほんの触りだけですが、個人的にどういった薬剤を用いているかについてお話しします。

被害妄想、物盗られ妄想といった症状は、それが前面に出ていると介護者との関係が悪化してケアの継続に関わってくるため積極的な対策が求められますが、統合失調症などで見られる妄想と同様、抗精神病薬が奏功します。第一世代の抗精神病薬は第二世代のジェネリックが出ている今となってはメリットもほとんどないため使用しなくなっています。睡眠障害を伴っている場合はクエチアピン、ペロスピロンを、そうでない場合はアリピプラゾールを使うことが多いです。「かかりつけ医のためのＢＰＳＤに対応する向精神薬使用ガイドライン」は、世界的なエビデンスが不足しているためか、大日本住友製薬からお金を貰っているのが４人中１人だけだからか、意図的にペロスピロンも排除していますが、リスペリドンを使うくらいならペロスピロンの方が転倒リスクも低く、ずっと安全なことは認知症を診ている医者なら皆が知っていることで、そういった注記すらしていないことからも一顧だに値しないと言えます。

興奮、易怒性も介護者の疲弊を急速に招き、虐待の原因となることもしばしばあるため、これも重点的に対応しないといけない症状です。抗精神病薬を用いることもしばしばですが、抑肝散および抑肝散陳皮半夏が近年積極的に用いられています。低カリウム血症など甘草を含む漢方薬全般で注意すべき副作用はありますが、それでも抗精神病薬の使用によってしばしば見られる鎮静、転倒などのリスクはほとんどなく、それでいて適度に興奮を抑えてくれます。他に、抗精神病薬以外ではバルプロ酸やカルバマゼピンを用いてもよい、と「かかりつけ医のためのＢＰＳＤに対応する向精神薬使用ガイドライン」では抑肝散と並んで記載されていますが、私の周りでそのような処方をする医者は少数派です。

29

精神保健指定医の不正取得問題を考える

前回まで統合失調症と抗精神病薬、うつ病と抗うつ薬、といったように様々な疾患とその治療薬についてお話をしてきました。我々が普段扱う疾患はこれまでにお話ししてきた以外にもいくつもあるのですが、ここからは疾患と治療薬の組み合わせとしてお話できることが徐々になくなってきます。そこで、少し休憩して精神科領域で最近話題になったことについてお話ししていきたいと思います。

平成27（2015）年春に起こった精神保健指定医の不正取得問題は、既に指定を受けている医師やこれから指定を受けようとする医師の間ではその後1年半に渡ってかなり大きな話題でしたし、精神科にあまり関心のない方々にとっても人権に関わる問題として少なからず話題となりました。

ウィキペディアによれば、精神保健指定医とは精神保健及び精神障害者福祉に関する法律第18条に定める、医師の国家資格であり、前身の精神衛生鑑定医（鑑定医）から移行した者（約6000人）と合わせ、平成25（2013）年末時点で1万4630人いるとされています。精神科医はその職務上患者の自由を制限して治療に当たらざるを得ないことがあり、不当に自由を制限することなく適切に治療を行うことができると認められた医師が医師免許とはまた別に特別な資格として精神保健指定医の指定を受けることになっています。

元々の精神病者監護法、精神病院法、精神衛生法の成り立ちが公共福祉を強く意識しており、現在の 精神保健及び精神障害者福祉に関する法律でも精神科病院への入院形態は患者自身の同意による任意入院を別とすれば、極端に言えば精神保健指定医の裁量で入院ができるようになっています。そのため、その指定を受けるためにはそれなりに高いハードルが用意されています。医師としての経験年数がまず5年間、そのうち精神科医としての経験が3年間必要であり、措置入院または医療観察法に基づく入院症例1例をはじめとして、自らが主治医を務めて治療に当たった統合失調症、気分障害、思春期、老年期など8例の入院症例についてレポートを提出して精神科医として十分な法律の理解と診断、治療の能力があることを示さなくてはなりません。

しかし、冷静に判断すると、5年間以上の経験があって、それなりのレポートを書くことさえすれば、性格や人格を問われることは全くなく、指定後の更新の際もそれらが問題になることはないので、これは大いに問題がある制度だと言われても仕方がありません。今回の精神保健指定医不正取得では、そのように問題があると言われても不思議のない現状の極めて緩い基準すら守らず、主治医を務めていない症例を複数人で使いまわしたり、架空の症例をでっち上げたりしていました。最初に発覚したのは聖マリアンナ医科大学で、不正をした医師11人、それらの医師の指導に当たった医師12人の計23人が指定を取り消される事態となりました。その後、過去5年分の調査が行われ、最終的に指定医49人と

▼精神保健指定医取得のためのケースレポートの要件

厚生労働大臣が定める精神障害	定める程度	提出レポート数
①　下記②～⑦のいずれか	措置入院者又は医療観察法入院対象者	１例以上
②　統合失調症圏	医療保護入院者又は医療観察法入院対象者	２例以上
③　躁うつ病圏	措置入院者、医療保護入院者又は医療観察法入院対象者	１例以上
④　中毒性精神障害（依存症に係るものに限る）	措置入院者、医療保護入院者又は医療観察法入院対象者	１例以上
⑤　児童・思春期精神障害	自ら入院した精神障害者、措置入院者、医療保護入院者又は医療観察法入院対象者	１例以上
⑥　症状性若しくは器質性精神障害（老年期認知症を除く）	措置入院者、医療保護入院者又は医療観察法入院対象者	１例以上
⑦　老年期認知症	措置入院者、医療保護入院者又は医療観察法入院対象者	１例以上

○精神保健指定医は、厚生労働大臣が定める精神障害につき厚生労働大臣が定める程度の診断又は治療に従事した経験を有することが必要。
○精神保健指定医の指定に必要な実務の内容は、申請時に添付された、①統合失調症、②躁うつ病、③中毒性精神障害、④児童･思春期精神障害、⑤症状性又は器質性精神障害及び⑥老年期認知症のそれぞれの圏内にある精神障害について実務を経験したことを示す８例以上の症例のケースレポートによって、医道審議会において審査される。
○ケースレポートの対象となる患者：精神科実務経験告示に定める８例以上の症例については、精神病床を有する医療機関において常時勤務し、当該医療機関に常時勤務する指定医の指導のもとに、自ら担当として診断又は治療等に十分な関わりを持った症例について報告するものであり、少なくとも１週間に４日以上、当該患者について診療に従事したものでなければならないなどとされている。

（厚生労働省障害保健福祉部作成資料をもとに作成）

その指導医40人が取り消し処分とされました。処分が出る前に指定医の辞退届を出した6人と、指定医資格申請中の4人を合わせた99人が不正取得と認定されました。資格保持者の約1％が処分を受けるという大問題で、特に京都府、兵庫県の病院で多発していたことから私の勤務するねや川サナトリウムに近い病院でも取り消し処分される医師が出ました。

このような問題が発生した背景には様々な問題があると考えられますが、一番の問題は指定医に与えられる特権に対してその取得のための資格審査が甘すぎたことです。しかし、指定医の需給は近年の心療内科、精神科クリニックの開業ブームなどもあり一向に満たされず、指定医取得のハードルを上げようとする機運はこれまで高まることはありませんでした。また、現状でも一般市民や患者の方々からすると甘いと思われるであろう資格審査のためのレポートですが、その作成に必要な措置や思春期の症例が施設や自治体によって大きく偏りがあるという問題もあります。例えば、東京都、神奈川県などは措置入院の件数が実数でも人口10万対でも近畿圏よりずっと多くなっています。これの是非はともかく、近畿圏はで措置入院の数が少なく、施設によっては指定医取得前の医師で取り合いになるという話は以前からありました。常識的に考えれば、指定医取得のために必要なら措置入院の受け持ちになるまで待つなり、そういった症例の多い地域で研鑽を積むなりするべきなのですが、早く取得したいという焦りが症例の使いまわしなどの不正につながったのでしょう。

不正に指定医を取得していた医師に対して厳しい処分が下ることとは、与えられた特権が非常に大きいことを踏まえると当然なのですが、精神科医の間ではそのような認識は残念ながら乏しいような印象を受けます。精神神経学会という精神科医によって構成される学術団体があり、今回処分を受けた医師のほとんどは精神神経学会に所属していました。同学会に指導医、専門医として認定されていた医師も多かったのですが、不正問題の発覚から現在に至るまで、学会としての処分は全くなされていません。学術的な見識とみなし公務員としての倫理観は関係がないという見解なのかと推測していますが、精神科医に対する不信感がかつてないほどに高まっているこの時期にギルドとしての意思を示すことなく静観を決め込むのが精神科医ギルドというものなのか、と失望せざるを得ません。

30

精神保健福祉法に基づく入院形態

前回に続いて、薬から離れた精神科の話をしましょう。前回は精神保健指定医の不正取得問題でしたが、今回は精神保健指定医の絡んだもう一つの大きな話題であった相模原障害者施設殺傷事件（２０１６年７月）の話をしたいと思います。

事件そのものは19人という戦後最悪の死者を出した凄惨なもので、被告人は恐らく責任能力に問題ないと判断されて死刑になるでしょうが、その被告人の思想であるとか犯行の内容とかそういった話についてはここで触れるつもりはありません。個人的には、被告人が一度は措置入院になっていたにもかかわらずこのような凄惨な事件が防げなかったのか、自分の身にも同様の事態、つまり、「明らかに問題のありそうな患者を退院させざるを得なくなって、その後に大事件を起こされてしまう」事態が起きる可能性はあるのか、

▼精神保健福祉法に基づく入院形態

入院の形態	対象者	入院の要件等
任意入院（第20条）	入院を必要とする精神障害者で、入院について本人の同意がある者	精神保健指定医の診察は不要
措置入院（第29条）	入院させなければ自傷他害のおそれのある精神障害者	精神保健指定医の２名の診断の結果が一致した場合に都道府県知事が措置
緊急措置入院（第29条の2）	入院させなければ自傷他害のおそれのある精神障害者	急速な入院の必要性があることが条件で、指定医の診察は１名で足りるが、入院期間は72時間以内に制限される。
医療保護入院（第33条）	入院を必要とする精神障害者で、自傷他害のおそれはないが、任意入院を行う状態にない者	精神保健指定医（又は特定医師）の診察及び家族等のうちいずれかの者の同意が必要（特定医師による診察の場合は12時間まで）。
応急入院（第33条の7）	入院を必要とする精神障害者で、任意入院を行う状態になく、急速を要し、家族等の同意が得られない者	精神保健指定医（又は特定医師）の診察が必要であり、入院期間は72時間以内に制限される（特定医師による診察の場合は12時間まで）。

（厚生労働省資料をもとに作成）

ということに関心がありました。多くの精神保健指定医が同じようなことを考えたと思います。

その前に、精神保健及び精神障害者福祉に関する法律（通称「精神保健福祉法」）で規定された入院形態について触れておきましょう。入院形態には自発的なものから強制力の強いものまで、「任意入院」、「医療保護入院」、「応急入院」、「措置入院」、「緊急措置入院」の五つがあります。このうち自発的入院は一つだけで、残りの四つは細かな差がありますがいずれも強制的な入院になります。

「任意入院」は唯一の自発的入院、すなわち本人の意思による入院で、精神科以外での入院に近いものです。入院、退院は原則として本人の希望によりますし、通信や面会は基本的に制限されることはありません。外出も治療上どうしても必要だと判断される場合に本人の同意を得て制限する場合を除き制限されません。

「任意入院」が出来ると考えられた場合は、当然ながら最も優先されるのですが、「任意入院」による入院が困難な時はしばしばあります。激しく興奮していて入院の要否をそもそも話し合うことすらできない場合や、入院を頑なに拒否している場合、また、認知症などのために入院の要否を判断する能力が十分ではないと考えられる場合などです。身体疾患であれば、それを治療する、しないを含めて本人の判断が最大限尊重されます。放っておけば死ぬよ、と言われても、治療しない権利は基本的に失われません。しかし、精神疾患においては、例えば先に述べたような場合に、治療の必要性を理解したうえでその要否を判断する、ということが症状のためにできなくなっていると考えられるため、強制的に治療を開始することが必要だと考えられています。精神保健指定医はその治療開始の要否を判断することが職務の一つであり、本人の自発的治療が望めず、それでも入院治療が必要であると判断した場合に、以下に述べるような強制的な入院を行うことになります。

「医療保護入院」は強制的な入院の一つで、精神保健指定医が精神障害のため入院治療が必要であると判断した場合、配偶者、親権者、直系親族、兄弟姉妹、扶養義務者、後見人または保佐人（これら全てを合わせて家族等と呼びます）の同意を得て入院させるものです。家族等が存在しない場合は居住地の市町村長が同意者となります。

「応急入院」は医療保護入院に近いのですが、直ちに家族等の同意が得られる状態にないが症状が重篤で速やかな入院治療を要する場合に適応されます。誰かの保護によって搬送される必要はありますが、精神保健指定医の判断のみで入院できることから、その強制性はかなり高く、72時間以内に他の入院形態に変更しなくてはなりません。多くの場合は要件の近い「医療保護入院」に変更されます。

「措置入院」は精神障害のため自傷または他害のおそれがあり入院治療が必要であると2名の精神保健指定医の判断が一致した場合に都道府県知事が入院の措置をとるもので、家族等の同意を必要とせず治安維持や保安処分的な色が強いものです。その代わり入院措置をとるための手続きは「医療保護入院」などより煩雑で、迅速な対応ができません。その手続きを簡素化し、夜間休日等でも迅速に対応できるようにしたのが「緊急措置入院」です。精神障害のため自傷または他害のおそれがあり入院治療が必要であると1名の精神保健指定医が判断した場合に、72時間に限り都道府県知事が入院の措置をとるもので、可及的速やかにもう1名の精神保健指定医による診察を受けて「措置入院」への入院形態変更を行うなどの必要があります。こちらも「応急入院」と同様、精神保健指定医の判断のみで入院できることからその強制性はかなり強いと言え、直ちに入院治療を要するほど自傷他害の恐れが著しい、という条件があり、それほど頻繁に見られるものではありません。

入院する時点から、精神疾患はあるけれど入院が必要であると本人が分かっていないことは少なくないため、入院時に後半で紹介した4種類の強制的な入院のいずれかになることは多くなるのですが、入院して治療が進んだ結果入院治療が必要な状態であると理解してもらえるようになると「任意入院」に切り替わることもまた多いです。本人の意思を可能な限り尊重し強制性はなるべく排除する、という考え方は精神保健指定医にも求められており、実際にそのようになっているのですが、そのような考え方は治安維持、保安処分といった考え方とは相反することになります。

31

日本の精神科医療の歴史

前回の続きとして、精神保健福祉法に規定された入院形態と相模原障害者施設殺傷事件の話をしたいと思います。

精神保健福祉法で規定された入院形態には自発的なものから強制力の強いものまで、「任意入院」、「医療保護入院」、「応急入院」、「措置入院」、「緊急措置入院」の五つがあることや、自発的入院である「任意入院」が優先され、その他の非自発的入院の中でも「応急入院」、「措置入院」、「緊急措置入院」などは強制性がかなり強く、頻繁にみられるものではないこと、そして、精神保健福祉法に見られる強制性をなるべく排除する考え方は治安維持、保安処分といった考え方とは相反することになること、などについて書きました。

第二十七例　寫眞(第二十一號)

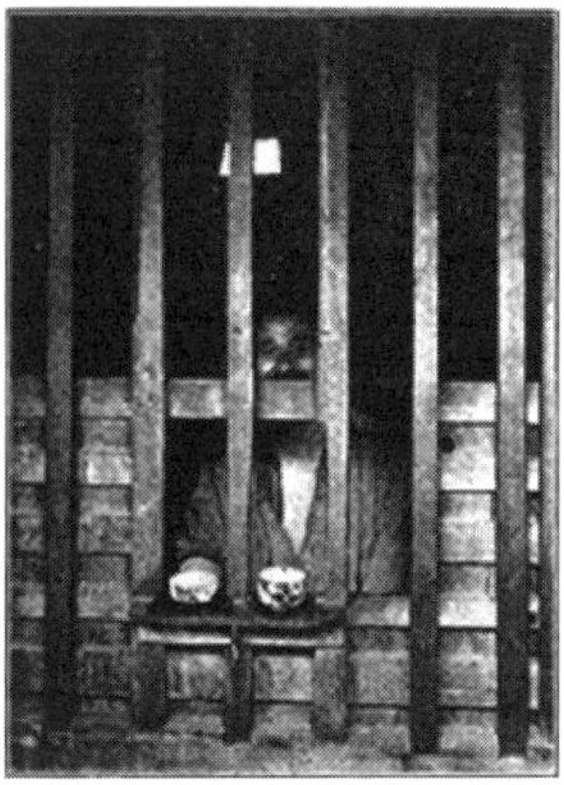

▲**私宅監置の写真**：呉秀三、樫田五郎著、内務省衛生局保健衛生調査室発行「精神病者私宅監置ノ実況及び其統計的観察」（大正７年）。「診断、癲癇性精神病。…監置ノ時日、明治三十七年二月十日。監置ノ理由、家人及ビ他人ニ暴行ヲ加ヘシ為メナリ」とある（国立国会図書館デジタルコレクションより）

ここで一旦日本における精神科医療の歴史について整理したいと思います。そうすることで、日本の社会が精神障害をどのように捉えて、どう対処してきたかが分かると思います。

まず、江戸時代から精神障害については「乱心」として特別な処遇や刑罰の対象になっていました。この頃は家族が世話をすることを条件に放免されたり、厳罰に処されたりと、一貫した扱いはされていませんでした。明治維新後に癲狂院（てんきょういん）が設置され、精神障害を医療が扱うことになりましたが、設置された癲狂院だけでは足りず無許可で家に牢屋を作って閉じ込めたりすることもしばしばでした。そのため、1900年に精神病者監護法が定められ、許可を得て「私宅監置」という保護と監禁の中間のような形で管理するようになりました。私宅監置は一般の家屋に認可を得た収容施設を作り、警察が管理をするという制度であり、医療より治安維持に重点を置いて精神障害者を閉じ込める制度だったと考えられます。その後、1919年には精神病院法が制定され、精神科病院の設置をはじめとする精神医療制度の形成が進みましたが、私宅監置はなくならず、治安維持を優先していることには変わりはありませんでした。

終戦後の1950年にアメリカの法制度を踏まえた精神衛生法が定められ、これによって私宅監置は廃止されましたが、公的機関だけでは精神障害に対応することが難しく、国が設置基準を緩和し、積極的な融資制度を設けたことによって1950年後半以降、民間の精神病院が多数作られました。その結果、精神障害は医療によって扱われることになったのですが、医師一人当たりの病床数が一般科よりも格段に多く認められるなど、病床の確保が医療水準の向上よりも優先されており、やはり収容に重きが置かれていると言えました。それを批判して、日本医師会の会長であった武見太郎氏が1960年に「（日本の）精神病院は牧畜業者である」と発言されたことは世間一般に知られています（本来は1960年の医療金融公庫設立に関わった上での発言であって、将来を予見したものだとも言われています）。

その後、1964年にライシャワー駐日大使が統合失調症の患者に襲撃されるというライシャワー事件が起こり、これを受けて1965年に精神衛生法が改正されました。アメリカ大使が襲われた事件のインパクトは大きく、社会秩序維持の観点から、自傷他害が著しい精神障害者に対する「緊急措置入院」制度が新設されました。また、一方で通院医療費公費負担制度を新設したり、保健所を地域における精神保健行政の第一線機関として位置づけ精神衛生相談や訪問指導の機能を強化したり、保健所に対する技術指導援助等を行う精神衛生センターを各都道府県に設置したりするなど、医療アクセスの改善も進められました。これらの政策の結果、1950年代後半から1970年頃に精神病床が著しく増加し、1980年代まで微増が続きました。そのほとんどが現在も残っています。その結果、日本は諸外国と比べ格段に多い精神病床を有する状態が続いています。

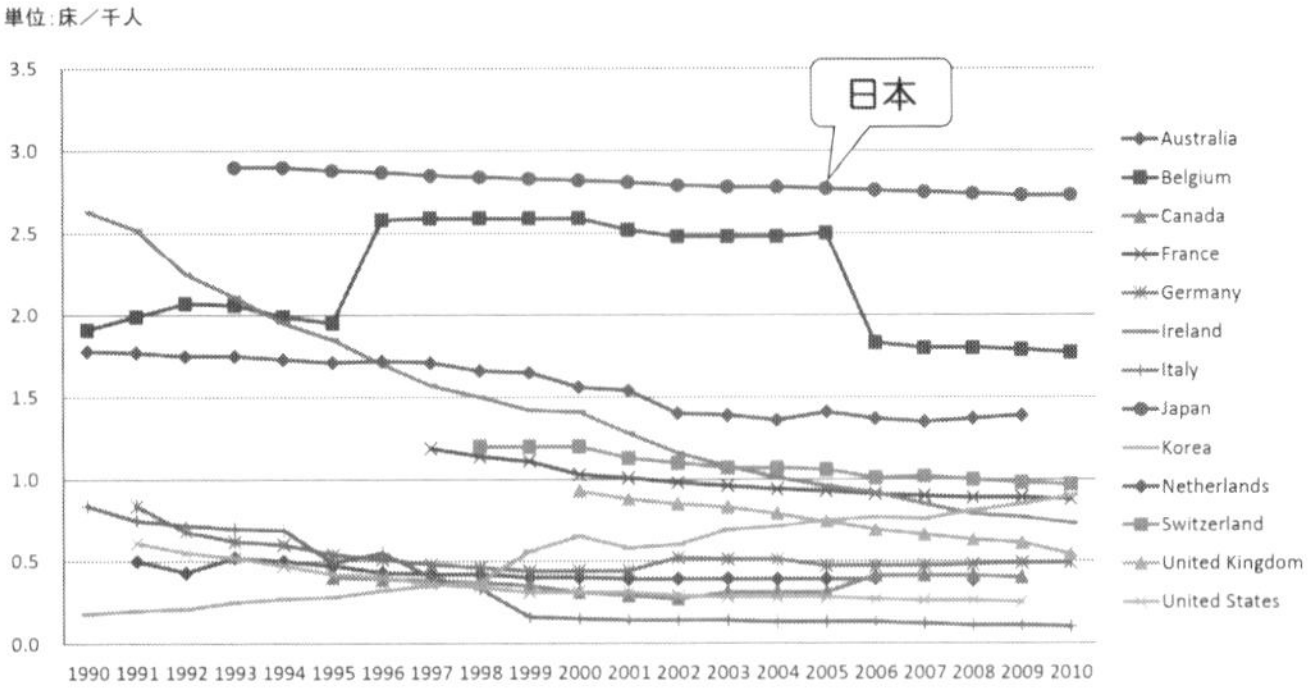

※「精神病床」は、各国によって定義が異なる。

▲**精神病床数の諸外国との比較**（厚生労働省資料より）

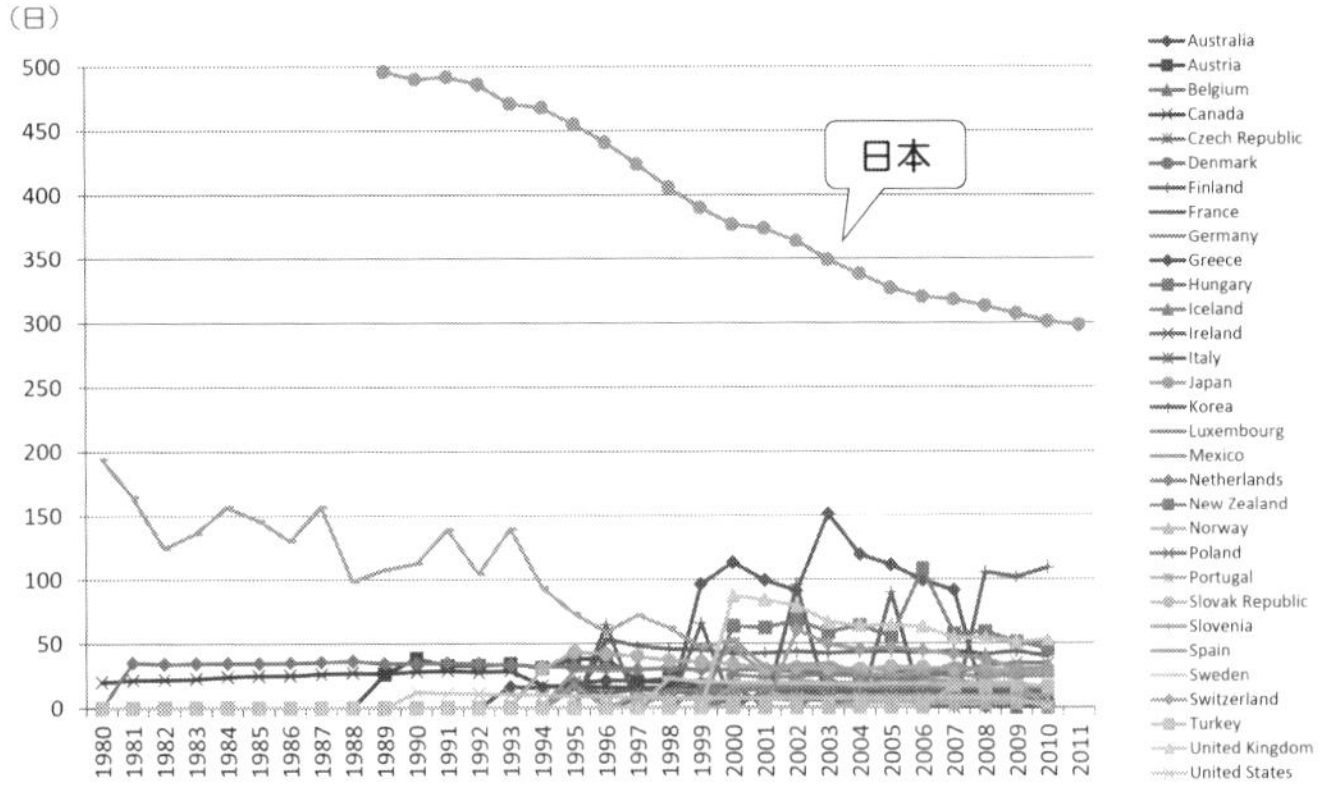

※「精神病床」は、各国によって定義が異なる。

▲**精神病床の平均在院日数推移の国際比較**（厚生労働省資料より）

その後、1983年に看護職員らの暴行によって入院患者2名が死亡するという宇都宮病院事件が発生しました。その後の調べで宇都宮病院の様々な不正が明らかになると同時に、入院患者が劣悪な環境に置かれていたことが分かりました。それを踏まえ、1987年に入院患者の人権擁護と精神障害者の社会復帰の促進を目的として精神衛生法が改正され、法律名が精神保健法に改められました。また、入院患者の人権擁護や社会復帰の促進の観点から、精神障害者本人の同意に基づく「任意入院」制度の創設、精神科救急に対応するための「応急入院」制度の創設、精神医療審査会制度の創設、入院時等の書面による告知の義務化などの改正が行われました。その結果、「任意入院」が次第に行われるようになり、「措置入院」や「保護入院」などの強制的な入院は減少していきました。さらに、法の目的・責務に精神障害者の社会復帰の促進が明記されることとなり、精神障害者社会復帰施設制度も創設されました。これまでの精神衛生法は治安維持等を目的とした収容を進めるものでしたが、精神保健法では精神障害者の社会復帰を目指す方向に大きく舵がとられました。

1993年に障害者基本法が成立し、精神障害者が身体障害者や知的障害者の仲間入りをし、また、1994年の地域保健法の成立により、国、都道府県及び市町村の役割分担や地域精神保健対策の見直しが図られました。1995年には精神保健法に、自立と社会参加の促進のための援助を行うという目的を加え福祉の充実を図り、法律の名称を「精神保健及び精神障害者福祉に関する法律」(通称「精神保健福祉法」)とする改正が行われました。しかし、その後も1997年の大和川病院事件のような精神科病院の人権侵害事件や不祥事が続発したため、精神障害者の人権保護をさらに強化するため、1999年に精神保健福祉法の一部改正が行われました。

32

精神保健福祉法改正案と相模原障害者施設殺傷事件

明治維新後に瘋狂院(てんきょういん)が設置され、私宅監置が制度化され、第二次世界大戦後に民間の精神病院が多数作られたことで、収容を主目的とする体制作りはほぼ終結しました。その後、入院患者の人権擁護と精神障害者の社会復帰の促進を図る観点から精神衛生法が改正され精神保健法となり、1995年には、自立と社会参加の促進のための援助を行い福祉の充実を図る観点から精神保健法が改正され、「精神保健及び精神障害者福祉に関する法律」（通称「精神保健福祉法」）となり、現在に至っています。精神科に関わりのない方々には分かりにくい内容になっていると思いますが、日本における精神科医療というものは、日本人の気質や明治維新以後の西洋化に合わせて治安維持を重視したものとして生まれ、それが戦後医療を進める中で精神病床の急激な増加という局面を迎え、さらに経済、社会の発展、グローバル化に伴い強制性と自発性のバランスを日本の風土に合わせて調整されながら現在に至っている、ということです。

さて、話を相模原障害者施設殺傷事件に移しましょう。事件の加害者が措置入院となるまでの経過はここでは省略しますが、加害者は事件前に「障害者を安楽死させなくてはいけない」という内容の発言をしたため警察官に通報され、措置診察を受け措置入院となっています。そして、入院してから比較的短い期間で反省していると話したため措置解除され退院となり、それから殺傷事件を起こしました。

この事件は被告人が明らかに正常とは言い難い発言を繰り返していたため、事件を防ぐ可能性が十分にあったのではないかと多くの人が考えましたし、その観点から精神保健福祉法の改正案が出されました。結局平成29（２０１７年）年の第１９３回通常国会では成立せず、継続審議となったのですが、この改正案の概要について厚生労働省のホームページにあるスライドからこの事件に関係する部分をそのまま転載します（２０１８年10月現在も法律改正案は成立していない）。

２　措置入院者が退院後に医療等の継続的な支援を確実に受けられる仕組みの整備
　措置入院者が退院後に社会復帰の促進及びその自立と社会経済活動への参加の促進のために必要な医療その他の援助を適切かつ円滑に受けることができるよう、以下のような退院後支援の仕組みを整備する。
（1）措置を行った都道府県・政令市が、患者の措置入院中から、通院先の医療機関等と協議の上、退院後支援計画を作成することとする。（患者の帰住先の保健

所設置自治体が別にある場合は、当該自治体と共同して作成）
（2）退院後は、患者の帰住先の保健所設置自治体が、退院後支援計画に基づき相談指導を行うこととする。
（3）退院後支援計画の対象者が計画の期間中に他の自治体に居住地を移転した場合、移転元の自治体から移転先の自治体に対して、退院後支援計画の内容等を通知することとする。
（4）措置入院先病院は、患者等からの退院後の生活環境の相談に応じる「退院後生活環境相談員」を選任することとする。

3　精神障害者支援地域協議会の設置
保健所設置自治体は、措置入院者が退院後に継続的な医療等の支援を確実に受けられるよう、精神障害者支援地域協議会を設置し、（1）精神科医療の役割も含め、精神障害者の支援体制に関して関係行政機関等と協議するとともに、（2）退院後支援計画の作成や実施に係る連絡調整を行う。

相模原の事件では措置解除されてからは行政がほぼ関与していなかったため、この改正案には行政の関与を深めようという意図があります。そのため、医療機関、自治体、関連諸機関がきちんと連携し、措置入院患者に関しては退院後も充実した支援を受けられるような枠組みを作ろうとしています。充実した支援を受けられること自体は決して悪いことではありませんが、そもそもの法改正の目的が治安維持であるため、支援を強化するのと同時に監視も強化されていることが問題です。支援計画と名前はついていますが、その裏で行政機関と警察組織が一体となって措置入院者の追跡調査をする、と言えないこともない内容になっているのです。

これは何とも嘆かわしい話です。「障害者は社会悪であり、安楽死させてやるのが良い」と主張して事件を起こした被告の蛮行の結果、「精神障害者は社会の不安要素であり、今まで以上に監視を強めて行かなくてはならない」とする内容の法律改正案が作られているのです。被告の主張と改正案が同じ方向を向いているように思うのですが、皆様はどう感じられるでしょうか。もちろん、対象は措置入院に限定されていますし、退院後支援の体制に警察機関を含まない可能性もありますが、精神保健法、精神保健福祉法と自立および社会参加を促進するための法改正を進めてきた流れに反するものとなっていることは間違いないように見えます。継続審議を経てどのような形で法改正が行われるのか、その行方を見守りたいと思います。

33

日本の精神病床数の多さとイタリアの精神医療改革

日本では、精神障害者を入院という形で社会から隔離させる方向にどうしても話が進みがちなのですが、前々回示したグラフを見ていただくと分かる通り、現在では日本だけが圧倒的に多くの病床を残しており、欧米諸国では病床がどんどん減っています。

精神病の罹患率自体は日本でも欧米諸国でもあまり変わりはなく、それに対する治療薬も同様であるのに病床数が大きく違うのであれば、欧米諸国では入院していない患者さんが日本では入院しているのではないかと簡単に推測できます。そして、日本の精神医療がその体制を確立していく中で社会からの隔離を比較的優先してきたことから、社会的な要請から日本では入院という形を取り続けている患者さんが多くいるのではないか、欧米諸国ではそのような患者さんは文化の違いか、あるいは社会制度の違いか、はたまたそれ以外の何らかの違いか、いずれにせよ何がしかの理由があって入院せずにすんでいるのではないかと想像できます。もちろん、一方で薬物は大差ないものが利用できてもその使い方に日本と欧米諸国で差があり、そのために退院できない患者が多いのではないかとの推測も成り立ちますが、病床数の差はそれではおよそ説明できないほど大きいため、今回はその話は無視します。

このような話をする際に良く話題に挙げられるのが、イタリアにおける精神医療改革です。イタリアにおける精神医療の近代化は日本のそれとあまり変わりはなく、治安維持を目的とする精神衛生法が20世紀初頭に制定され、第二次世界大戦後に政治体制が大きく変化した後もそのまま継続されて20世紀後半には巨大公立精神病院が多数生まれていました。社会からの隔離を主目的として精神病床数がどんどん増加していったのは時代の違い

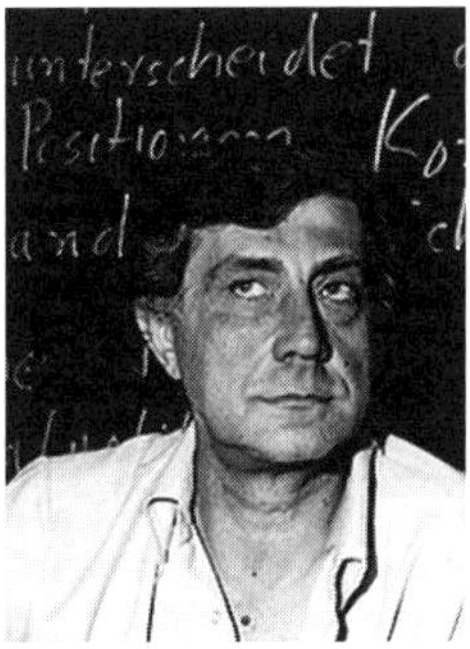

▲イタリアの精神科医フランコ・バザリア（1924〜1980）（ウィキペディアより）

こそあれ日本とそれほど変わりありませんでした。ＯＥＣＤのデータでは１９７０年代以降のものしかイタリアに関しては見つかりませんが、日本が精神病床数をどんどん増やしていた１９５０年代後半から１９６０年代にかけてはイタリアのほうが日本より人口比で多い病床数を持っていたと考えられます。

こうした状況の中フランコ・バザリアがゴリツィア、トリエステというイタリア北東部の精神科病院で脱施設化をめざした改革を始めました。最初は院内で拘束を含む様々な非人道的制限を撤廃することから始め、自発的入院制度の導入などを進めながら、最終的には精神科病院の解体に取り掛かりました。次第に各地へこの運動が広まり、１９７８年にバザリア法として知られる精神医療改革に関する法律が定められました。

バザリア法は精神科病院への新たな入院を禁じるもので、１９７９年からは総合病院内に15床未満に限定された新しい診断と治療のための精神科部門を整備することが定められました。また、バザリア法は新たな精神科病院の設立を禁じると同時に精神科病院を漸進的に廃止することを地方自治体に求めました。

要するに、精神科での入院というものは強制性があるものが多く非人道的なのでなくしてしまおうという所からはじまり、それでも緊急事態というのはあるので、そのような超急性期に対応できる施設は作り、それ以降は通院で対応しようではないか、となると、急性期〜亜急性期、さらには慢性期の患者さんが入院という形ではなく普通に街中で生活することになるので、そうなると病状に応じて色々と一人ではやっていけないこともあるし、問題も起こるので、それに対応したサービスを病院外で提供していこうではないか、という話です。その実現にはサービス提供のための予算が必要ですし、予算だけではなくサービス体制の整備、地域社会の受け入れも必要です。それは容易なことではなかったと思われますが、最終的にイタリアは全国レベルで脱施設化に成功しました。

フランコ・バザリアの仕事は日本でも広く知られるところとなり、映画や書籍でもその仕事ぶりを知ることができます。やったことは大したことではありません。精神科の病床数を思い切り減らして、減らした分は病院外で何とかやるようにした、というだけです。

しかし、それだけのことが日本ではなかなか出来ません。精神科の患者というものに対するステレオタイプな偏見がある日本では難しい、という部分もありますし、改革を進めるための予算の問題もあります。個人的には社会の中の異分子に対するアレルギー反応が強いのが日本固有の文化で、それ故に精神科の患者に対する偏見は日本にはかなり根強くあるのだろうと思います。結果として、精神科の患者が普通に街中で生活しないようにしてくれている精神科病院はアンタッチャブルな存在となり、その劇的な変革は誰も望まない、という状態になってしまっていると思います。それでもゆっくりと改革は進んでいます。精神科医療においても救急医療体制の確立のための予算の重点的配分が行われ、慢性期は一般科同様に予算圧縮が進められています。地域における支援体制確立のためにもわずかずつではありますが予算が割かれています。精神科医療の劇的な変化を望まない大多数の日本人のため、ゆっくりと不必要な入院を強制している精神病床は姿を消し、以前であれば入院していた精神科の患者さんが街中で暮らすようになるでしょう。

相模原障害者施設殺傷事件からかなり時間が経ちましたが、被告人は未だに障害者に対する強い偏見を隠そうとしていないと聞きます。この事件を通じて障害者に対する偏見を見直す流れになれば日本の精神医療改革ももっと進むことでしょう。そうなることを信じたいと思います。

34

依存症と薬物療法：アルコール、ニコチン、非合法薬物

精神科が扱う統合失調症、うつ病、認知症、不眠症などの様々な疾患とそれに対する薬物療法についてこれまで話をしてきました。今までに扱ってきた疾患は、いずれもその疾

患に対する薬物療法がある程度効果があり、定型的な治療が定まっているものでしたが、今回からそうでない疾患について少し話をします。

まず、アルコールをはじめとする依存症です。依存症で一番治療の対象となるのはアルコール依存症ですが、これに対する定型的な薬物療法というのは実は存在していません。大きく分けて2種類の薬物が使われますが、一つはアルコールを分解する酵素を途中で止めるアセトアルデヒド脱水素酵素阻害剤というものです。日本ではジスルフィラムとシアナミドが使われています。アルコール、正確にはエチルアルコールですが、これは摂取されると、まずアルコール脱水素酵素によって肝臓でアセトアルデヒドに分解され、アセトアルデヒドはさらにアセトアルデヒド脱水素酵素によって酢酸に分解され、酢酸は最終的に水と二酸化炭素に分解されて体から放出されます。アセトアルデヒド脱水素酵素阻害剤は、文字通りアセトアルデヒドから酢酸への分解を阻害し、アセトアルデヒドを増やす働きがあります。アセトアルデヒドには毒性があり、二日酔いの原因物質であるとされているのですが、アセトアルデヒド脱水素酵素阻害剤を飲んでアルコールを摂取すると普段なら二日酔いにならない飲酒量で二日酔いを起こしてしまいます。これは大変不愉快な体験なので、アルコール依存症の患者さんに服用してもらい、楽しい飲酒ができないようにしようという薬です。しかし、飲酒欲求そのものを止める薬ではないため、本人が断酒しようという気持ちになっていない場合は、そもそもこの薬を飲みませんし、本当に飲む気なら翌日ほぼ確実に二日酔いになることを除けば普段通りアルコールが回って楽しいわけで、薬を飲みながらでも飲酒してしまいます。

そこで、アルコールそのものを摂取したくなくなる薬があれば、と思うのは当然で、日本でも２０１３年についにそのような効果をうたった薬であるアカンプロセートが発売されました。アカンプロセートはＧＡＢＡ－Ａ受容体刺激作用とＮＭＤＡ受容体阻害作用によって飲酒欲求を下げるとされていますが、正直作用機序は良く分かっていません。しかし、欧州では１９９０年代から、米国でも２０００年代からアルコール依存症の治療薬として利用されていました。作用そのものはそれほど強くなく、断酒しようという意思がある場合にその意思を強化することはできるけれども、断酒する意思がない患者さんの飲酒欲求を抑え込むことはできないとされています。

アルコール依存症と同じくらい身近な依存症としてはニコチン依存症があります。ニコチン依存症は、アルコール依存症のように社会機能を損なうことがまれで、たばこ産業の宣伝効果も強かったため、長らく依存症として治療の対象とはなりませんでしたが、2006年からある一定の基準を満たせば保険診療として治療できるようになりました。ニコチンそのものを喫煙以外の方法で摂取させ、まず喫煙習慣を減らし、その後に離脱症状をなるべく出さないようにしながらニコチン摂取量を減らす、という方法がまず一つあり、そのためにニコチンガムやニコチンパッチというものが用いられます。

そして、アルコール依存症におけるアカンプロセート同様、ニコチン摂取要求を下げる薬として2008年に発売されたバレニクリンが使われています。バレニクリンはニコチン受容体の部分作動薬であり、ニコチンよりも弱いニコチン受容体への刺激作用を持つため、ニコチンの離脱症状を和らげ、同時に弱いドーパミン放出作用によってある程度ニコチン摂取に近い満足感を与えてくれます。また、ニコチンが摂取された際に部分作動薬であるバレニクリンがそのニコチンの受容体との結合を止めることで、ニコチン摂取の満足感を下げるとされています。その結果、タバコを吸わなくても何となくタバコを吸っているような満足感が得られ、タバコを吸っても今までのような満足感が得られない、という

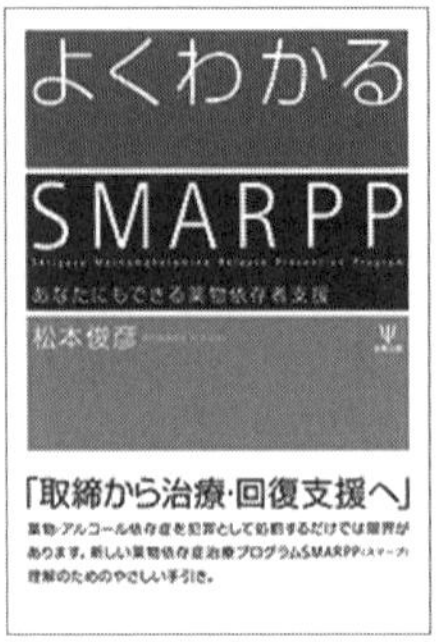

▲松本俊彦（1967〜）著「よくわかるSMARPP」、金剛出版、2016

両方の作用で禁煙がスムーズにできるようになる、とされています。ただし、バレニクリンは頻度不明ながら抑うつ気分を悪化させたり意識障害を呈したりする副作用があることが知られており、うつ病やてんかんの患者さんが服用する際には注意が必要です。しかし、バレニクリンが禁煙を進めるうえで役に立つことは確かなようで、禁煙治療が保険で行われるようになって以降、日本人の喫煙率は急速に下がっています。

アルコールやニコチンもそうですが、覚せい剤や麻薬などの非合法薬物による依存症も精神科での治療対象になります。しかし、覚せい剤や麻薬に関してはこれといった治療薬はなく、アルコール依存症、ニコチン依存症と同様、薬物依存症治療は、その対象薬物を断つ意思をどれだけ維持できるかが極めて重要です。そのためこれまでも様々な精神療法や治療プログラムが試みられ、それぞれに効果があったのですが、近年効果が認められている治療プログラムとしてスマープ（SMARPP：Serigaya Methamphetamine Relapse Prevention Program、せりがや覚せい剤依存再発防止プログラム）というものが知られています。神奈川県立精神医療センターのせりがや病院にて開発された覚せい剤依存症治療プログラムで、刑事罰を与えるよりも治療意欲を高める取り組みを積極的に行うのが特徴です。依存症集団療法として保険診療の対象にもなりましたので、薬物依存症治療は今までより一般的なものとして広がっていくと思われます。

35

神経発達症

前回に引き続き、定型的な治療が定まっていない疾患についての話をします。今回は神経発達症群／神経発達障害群を扱います。英語ではNeurodevelopmental Disorderとされていて分かりやすい疾患群なのですが、Disorderを障害とすることに異論が一部から出ているため「神経発達症群／神経発達障害群」という奇異な名称となっています（なお、本文中では簡潔にするため今後は「～症」と「～障害」が併記されるものでは「～症」のみの記載とします）。

名称はさておき、英語で書いてある通り神経発達症群とは「神経の発達が秩序的でない」疾患群で、ここで言う「神経」は（精神科では）中枢神経系を指します。「中枢神経系の発達が秩序的でない」ため、情動や知能の獲得に問題が出てくる諸状態を分類してまとめたのが「神経発達症群」という訳です。これまでに度々引用してきたアメリカ精神医学会の診断基準であるDSM―5によると、神経発達症群は知的能力障害、コミュニケーション症、自閉スペクトラム症、注意欠如・多動症、限局性学習症、運動症、その他の神経発達症、に分けられます。

知的能力障害は知能の獲得が正常に達成できない障害で、皆さんもご存じだと思いますが、ＩＱ（知能指数）を測定する試験が世界レベルで確立されていて、診断基準ははっきりと決まっています。20世紀初頭にアルフレッド・ビネーにより最初の近代的知能検査が作られ、これが世界各国に広がり、日本では１９３０年に「鈴木・ビネー知能検査」が発表され、後に田中寛一によって田中ビネー式も発表されました。田中寛一は集団検査ができるように田中式知能検査も開発し、こちらも広く使われています。また、ビネー式では成人に実施するのが難しいことを踏まえ、アメリカでウェクスラー・ベルビュー知能検査が開発され、これも日本語化されました。ＩＱ以外の指標もありますが、一般的にはＩＱで重度、中等度、軽度の知的能力障害に分類され、その程度に応じて療育手帳が発行され、学業、就労等で支援を受けられるようになっています。この知的能力障害だけは、診断が適切に行え、回復可能性の乏しい先天性の障害であるということが広く知られているためか、神経発達症群の中で唯一「障害」の日本語呼称がつけられています。

コミュニケーション症は対人交流に必要な言語的・非言語的な行動のいずれか、または、複数に問題が生じるものです。具体的には、語彙が少ない、言い回しが普通ではない、発音がおかしい、言葉が出なくなる、時と場所を弁えて話すことができない、などの問題が

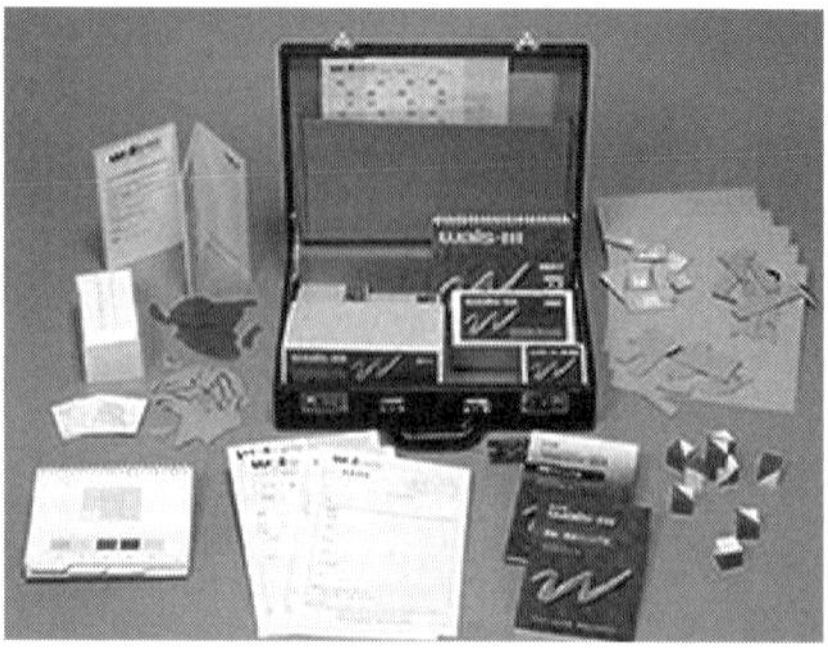

▲WAIS-3（ウェイス・スリー、ウェクスラー成人知能検査第3版）

含まれ、それぞれ、言語症、語音症、小児期発症流暢症（吃音）、社会的（語用論的）コミュニケーション症などに分けられます。成人以降に問題が発見されることはまずないため、精神科が関与することはほぼありません。

コミュニケーション症が対人交流に必要な要素そのものに問題があるのに対し、語彙、言い回し、発音などには問題がないにもかかわらず、他者と適切なコミュニケーションが取れない、端折って言うと「空気が読めない」という問題を抱えているのが、自閉スペクトラム症です。アスペルガー障害、広汎性発達障害等の診断が今まではなされていましたが、それらは自閉症的なスペクトラム（英語で連続体・分布範囲のことを言います）の中でそれぞれ僅かに異なった表現型を示しているのだ、との考え方に基づいて、DSM－5から自閉症を含めて自閉スペクトラム症と正式に呼ばれることになりました。自閉スペクトラム症の中に従来からの自閉症とアスペルガー障害、広汎性発達障害などが全部含まれてしまったので話がこんがらがってしまいますが、今までアスペルガー障害、広汎性発達障害と診断されていた、「知的水準には問題がないのに自閉症的な症状を示す」疾患として近年急速に注目を集めています。

自閉スペクトラム症は、自閉症でよく見られる反復的な行動や興味関心の狭さを同様に持っているのが特徴ですが、自閉症というほど会話が困難なわけではありません。しかし、会話を含むコミュニケーションにおいて適切な距離や関係性を自然に取ることができず、本人も周囲の人間も非常に困惑することが多いため、やはり何らかの脳の機能異常があるのだと考えられて研究が進められています。患者は男性の方が圧倒的に多いことや特定の薬物を妊娠中に服用することで生まれる子の発症率が上がる、といったことが分かっていますが、治療法は全く見つかっていませんし、薬物療法も対症療法的に行うことすら困難で、早期に発見し療育、支援を行い社会適応を良くするという対策が取られています。

注意欠如・多動症はその名の通り、不注意と多動が主な特徴である疾患です。不注意と多動は片方だけ見られる場合もどちらも混ざって見られる場合もあり、不注意や多動のために社会的に適切な行動を取ることが困難で、学業や仕事を正常に遂行することが困難であるという特徴があります。不注意、多動とも九つの項目のうち六つ以上を満たしている必要があり、学校や家、友人と遊んでいる時など二つ以上の異なる状況で起きていなくてはならない、など診断基準は比較的厳しく設定されていますが、裏を返せば正常な発達過程で比較的多くの人が六つ未満の複数の項目を満たす、あるいは、特定の環境で六つ以上の項目を満たす可能性は十分にあるということであり、注意欠如・多動症の診断には様々な問題が提起されています。その他の神経発達症群の疾患とは違い、注意欠如・多動症の治療に用いられる特定の薬物があることが関係しているのは間違いありません。

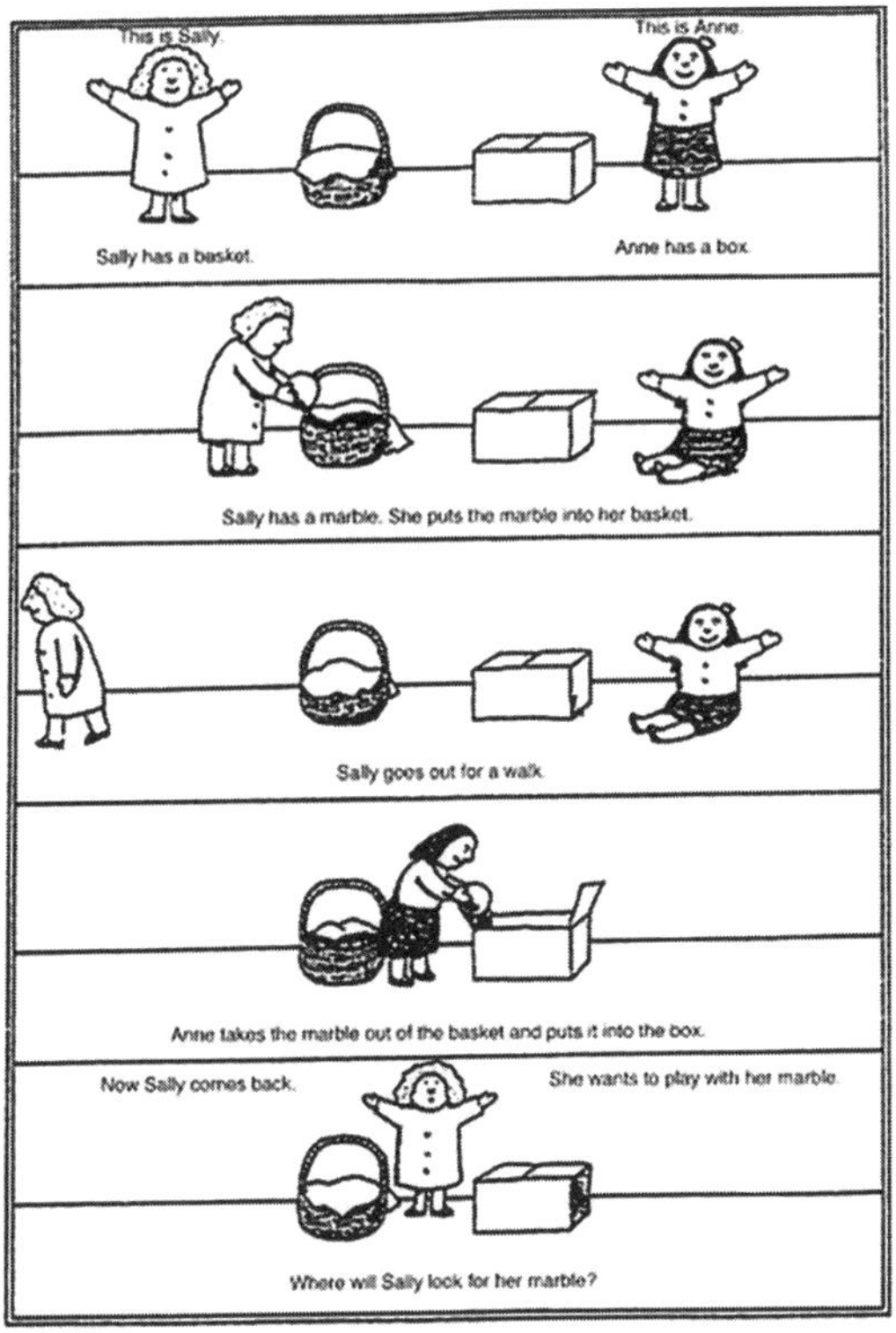
This is Sally.
This is Anne.
Sally has a basket.
Anne has a box.
Sally has a marble. She puts the marble into her basket.
Sally goes out for a walk.
Anne takes the marble out of the basket and puts it into the box.
Now Sally comes back.
She wants to play with her marble.
Where will Sally look for her marble?

▲**サリーアン課題**：ほどよくコミュニケーションを取れるかどうかを見るテストの一種。上から、①左がサリー（かごを所有)、右がアン（箱を所有)、②サリーは持っていたビー玉を自分のかごに入れ、③散歩に出かけました、④その間にアンはかごからビー玉を取り出して自分の箱に移し入れました(そして自分はどこかへ)、⑤サリーが散歩から帰ってきました。彼女はビー玉で遊ぼうと思いました。目の前にはかごと箱。さて、サリーはどちらからビー玉を取り出そうとするでしょうか？「普通」は「かご」と答えるが、自閉スペクトラム症では「箱」と答えることがあるという。(図は英語版 Wikipedia"Sally-Anne test" より)

36

注意欠如・多動症：薬物治療

注意欠如・多動症の治療に用いられる薬剤として、以前から知られているものとして、メチルフェニデートがあります。注意欠如・多動症は元々「微小脳損傷」という疾患ととらえられており、その微小脳損傷の研究過程で中枢刺激薬であるアンフェタミンがその効果に反して落ち着きのない子供に落ち着きを取り戻させることがあることが分かってきました。その後、アンフェタミンに代わる中枢刺激薬として発売されたのがメチルフェニデートとなります。ドーパミン、ノルアドレナリンの再取り込み阻害作用を持ち、基本的には覚せい剤と同様の作用機序を持っているため、中枢興奮作用、覚醒作用があります。アンフェタミンとは厳密には作用機序は異なりますが、その中枢興奮作用、覚醒作用から濫用されやすく、覚せい剤同様の依存症、後遺症をもたらすことも少なくありませんでした。洲本事件（淡路島5人殺害事件、2015年3月）の被告がメチルフェニデート濫用から妄想を抱くようになり事件を起こすに至ったと鑑定されたのは記憶に新しいところです。

そのため、かつては難治性うつ病に対して処方されたこともあったメチルフェニデートですが、うつ病に対する適応が取り消され、現在ではナルコレプシーと注意欠如・多動症にのみ処方されるようになりました。注意欠如・多動症に対しては依存性等の問題が生じにくい徐放性製剤が用いられており、処方する医師、処方箋を受け付ける薬局のどちらも登録していなくては処方ができないようにするなど、濫用を防ぐための取り組みがなされています。

メチルフェニデートのドーパミンの再取り込み阻害作用が覚せい剤類似の中枢興奮作用をもたらし、それが依存、濫用に至る原因なのだとすれば、ノルアドレナリンの再取り込み阻害作用に絞った薬剤があればどうなのだろう、と考えるのはごく当然のことです。そこで登場したのが、注意欠如・多動症に対する治療薬のもう一つの薬剤であるアトモキセチンです。アトモキセチンは選択的ノルアドレナリン再取り込み阻害薬と言われ、ノルアドレナリンの再取り込み阻害作用に対してドーパミンの再取り込み阻害作用が極めて少なく、依存性その他の問題も少ないとされ、メチルフェニデートのような登録なしに処方できます。また、依存、濫用の問題を回避する作用点の異なる類似の薬物としてグアンファシンがあります。アトモキセチンは抗うつ薬として開発されたのですが、肝心の抗うつ作用が乏しく注意欠如・多動症に対する効果が認められた薬剤であり、また、グアンファシンも降圧薬として発売されたものの、注意欠如・多動症に対する効果を認められ転用された薬剤です。それらのエピソードは抗ヒスタミン薬として作られながら抗ヒスタミン薬としての効果が不十分で、中枢抑制作用が強すぎたために抗精神病薬として登場したクロルプロマジンのエピソードに類似しており、革新的な薬剤とはこうやって世に出てくるのかと思わされます。

これだけなら、注意欠如・多動症に対して新しい薬剤が登場して良かった、で済む話なのですが、それだけで終わらないところに問題があります。

精神科で扱う疾患は根本的な治療薬も少ない上に短期間で治療が終了することが少なく、薬物療法を一度開始すれば長期にわたり治療を続けることがほとんどです。その中でも小児期、青年期から治療を開始する疾患に対して薬物療法が開始されれば、製薬会社にとってはとりわけ長く安定した売り上げが期待できることになります。神経発達症群／神経発達障害群はその疾患の特性上、小児期、青年期に診断がなされるため、長く安定した売り上げを期待する製薬会社としては、より多くの患者に「適切な」診断を受けて薬物療法を受けてほしいということになります。

アトモキセチンが発売されて以降、精神科の現場では、「注意欠如・多動症を正しく診断しよう」、「注意欠如・多動症は見逃されているのではないか」といったメッセージの込められたプロモーション活動が頻繁に見られるようになりました。一見啓蒙活動として正しいようにも思えますが、実際は啓蒙の名を借りた販売活動で、使わなくても良い患者に多数処方される事態を招くようなプロモーションであると言えます。前回書いた通り、注意欠如・多動症の診断基準は比較的厳しいものであり、厳密に適用すればそれほど患者は多くならないはずなのですが、一部分だけを適用すると多くの健常者にも当てはまるような疾患であることから、中途半端な知識では、「私もあなたも注意欠如・多動症」といった誤解を招く恐れがあり、現在展開されているプロモーションはあえてその誤解を生む方向で進められているものと言えます。「うつは心の風邪」プロモーションのときほど多くの人が注意欠如・多動症になるという事態にはならないと思われますが、アトモキセチンを飲む必要のない患者に処方されることは多くなると思われます。

これは日本だけの問題ではなく、諸外国でも同様で、世界保健機関、アメリカ疾病予防管理センター、英国国立医療技術評価機構等の諸機関が、児童青年期には注意欠如・多動症の治療に心理療法を優先するように促しています。特に未就学児童に対する薬物投与は厳に慎むように促されています。

37

第一世代抗精神病薬のLAI：製薬会社の広告宣伝活動の影響

製薬会社が啓蒙活動の名を借りて自社製品の広告宣伝活動（プロモーション）を行うこ

とは良く知られており、その中でもあまり性質の良くない例として、前回までに「うつは心の風邪」プロモーションと「見逃されている注意欠如・多動症」プロモーションを挙げました。しかし、製薬会社のプロモーションが実際に社会に良いインパクトをもたらすこともないわけではありません。

「うつは心の風邪」プロモーションの場合、うつ病という病気がそれまで以上に世間に知られるようになったということは良いインパクトであったと評価すべきです。それまでであれば病気であるとの自覚がなく受診が遅れてしまったり、怠けているだけだと周囲から評価されてより病状が悪化したり、最悪の場合自殺に至ったり、という問題の多くが解消もしくは軽減されたのは間違いありません。しかし、同時にうつ病ではない人が自分はうつ病ではないかと疑って精神科、心療内科を受診することも多くなりましたし、抗うつ薬を処方されるべきではない人に抗うつ薬を処方されて躁状態を引き起こしたり自傷行為を増やしたりするという問題も多くみられました。

また、「見逃されている注意欠如・多動症」プロモーションも、額面通りに受け取れば完全に間違ったことを言っている訳ではなく、本来処方されるべきではない人に薬物が処方されることがないようにという啓蒙活動も並行して徹底されていればそれほど大きな問題もなく、それなりに良いインパクトを社会に与えたはずです。

ここ最近、精神科領域で積極的に行われているプロモーションとして、「統合失調症治療にＬＡＩ（エルエーアイ）がパラダイムシフトをもたらす」とでも呼ぶべきものがあります。このプロモーションについても検討してみたいと思います。

ＬＡＩとはLong Acting Injectionの略語で、長時間作用型注射剤という意味になります。一回注射すると薬剤が徐々に効いて、概ね2週間から4週間毎に注射するだけで内服治療と同様の効果が得られるというものです。以前から持続性注射剤、デポ剤、の名で知られていたのですが、最近は製薬会社のプロモーションもあって精神科領域ではＬＡＩと呼ばれることが一般的になりました。デポ剤という名称はDepot Injectionから取られており、日本語にすると蓄積（する）注射という意味なので今の長時間作用型注射剤と意味の上では大した差はありません。わざわざＬＡＩと言い換える必要はないような気もするのです

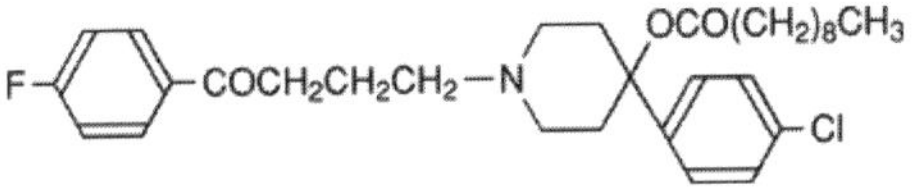

▲ハロペリドールデカン酸エステルの構造式（添付文書より）

が、名前を変えることで印象を変えようとすることはよくあるわけで、デポ剤と呼ばれていたころの長時間作用型注射剤はあまり良いイメージを持たれていなかったのかな、と推測されます。ここでは一般的な呼称になったＬＡＩの名で呼ぶことにしましょう。

ＬＡＩは以前少しだけ触れた通り、第一世代抗精神病薬から開発されていました。日本ではフルフェナジンエナント酸エステルが１９７０年に発売されたのですが、残念ながらこのフルフェナジンエナント酸エステルは投与直後に急速に血中濃度が上昇するなど体内動態が不安定で、副作用もかなり強い注射剤でした。私自身は使用経験のない薬剤なのですが、使用経験のある先生はフルフェナジンエナント酸エステルについては概ね厳しい評価をされます。その後、ハロペリドールデカン酸エステル、フルフェナジンデカン酸エステルが１９８７年、１９９３年に発売されたのですが、フルフェナジンエナント酸エステルの印象があまり良く

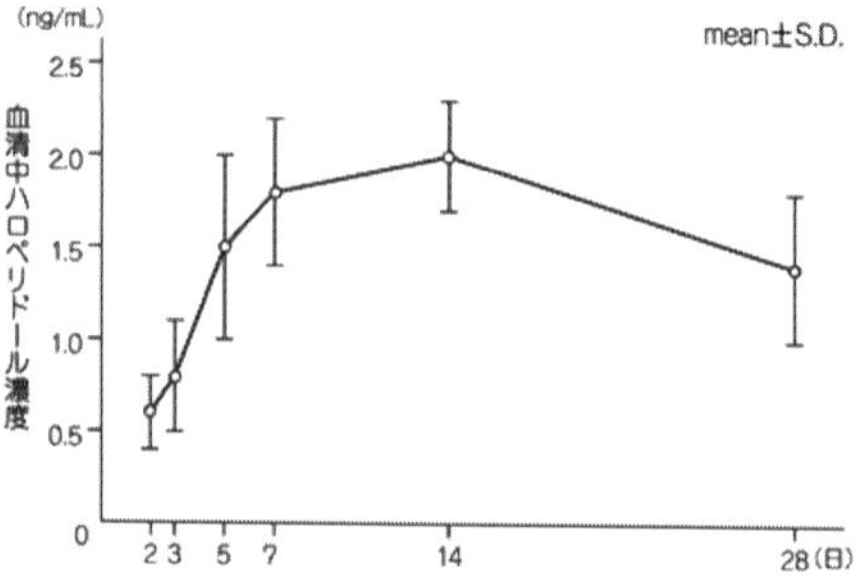

薬物速度論的パラメータ（100mg筋肉内投与時）

C_{max}(ng/mL)	T_{max}(day)	$T_{1/2}$(day)	$AUC_{0\sim\infty}$(ng·day/mL)
1.0〜3.8	5〜14	27.2	99.0

▲**ハロペリドールデカン酸エステルの血中濃度等（単回投与）**（添付文書より）

なかったためか、それほど市場で評価を得られませんでした。

　しかし、ハロペリドールデカン酸エステル、フルフェナジンデカン酸エステルの２剤は体内動態も安定しており、実はかなり良いＬＡＩでした。第一世代抗精神病薬は副作用が極めて高い頻度で出現しますが、その多くは必要以上に投与されることで起こります。代謝を受け薬剤の効果が一番弱くなった状態でも十分に作用してくれないと一日を通して症状を抑えることができず、その投与量では薬物の血中濃度が高まる時間帯では薬剤が効きすぎた状態となり様々な副作用が出現してしまいます。ところが、ＬＡＩは徐々に体内に放出される薬剤なのでこの一番効いていない状態と効いている状態が日中ほとんど変化しません。もちろん投与間隔に合わせて緩やかに変化はしますが、半減期が短く1日に何回も服用する必要がある薬剤を内服する場合と比べると無視してよい程度の変動です。そのため、同じハロペリドール、フルフェナジンの内服と比べ、十分効いた状態で副作用が大幅に軽減されるのです。これまで何度もお話ししてきた通り第一世代抗精神病薬の問題は効果ではなく副作用だったため、内服よりもずっと副作用を軽減できる第一世代抗精神病薬のＬＡＩは決して悪くないものだったのです。

ただ、残念なことにフルフェナジンエナント酸エステルの悪印象があった上、強制治療の象徴として注射が捉えられていたこと、注射時の痛みが強かったこと、回数を重ねると硬結と呼ばれるしこりが出来てしまうこと、などの悪い側面もありました。リスペリドン以降第二世代抗精神病薬が次々発売されるようになると、それらの薬剤によって「第二世代にあらずんば抗精神病薬にあらず」とでもいうべきプロモーションが展開され、第一世代抗精神病薬のＬＡＩはどうしても内服治療が続けられない人に強制的に行う治療法と位置付けられ、細々と続けられました。

38

第二世代抗精神病薬のＬＡＩ：ゼプリオンショック

第二世代抗精神病薬が強力な販売活動に支えられて抗精神病薬の市場を席巻していく一方で、第一世代抗精神病薬のＬＡＩはあまり日の目を見ることなく時が過ぎていきました。しかし、第二世代抗精神病薬のＬＡＩが発売されると徐々にＬＡＩというものにも販売活動が及ぶようになりました。

第二世代抗精神病薬のＬＡＩが最初に発売されたのは内服と同じくリスペリドンで、海外より数年遅れて日本では２００９年に発売されました。極めて高い薬価が付けられたこともあり、製薬会社による販売活動も積極的に展開されました。しかし、第一世代抗精神病薬のＬＡＩと比較して良い点もあるものの、残念な点も少なくありませんでした。良い点はもちろん薬剤そのものがＳＤＡであり、パーキンソニズム、遅発性ジスキネジアなどの問題が生じにくいというものです。ただ、前回書いた通り、後発の第一世代抗精神病薬のＬＡＩであるハロペリドールデカン酸エステル、フルフェナジンデカン酸エステルは血中濃度が安定するという作用のお陰でＳＤＡとはまた違った形で副作用を軽減することに成功していたので、リスペリドンＬＡＩが圧倒的に優れているとまでは言えませんでした。他にも注射時に痛みが少ないとか、注射部位に硬結が出来にくいとか、いくらか良い点もあったのですが、問題も多くありました。

一番の問題は圧倒的に高い薬価でした。ハロペリドールは発売から相当経過していることもあって、内服で１日30円、月に１０００円程度かかるものが、ＬＡＩにしても３０００円弱（ハロペリドール内服はセレネース３mg３錠分３、ハロペリドールデカン酸エステルはハロマンス１００mg１Ａで計算）と安価でしたが、リスペリドンは１日１４０円、月に４０００円程度かかるものが、ＬＡＩにすると７万６０００円（リスペリドン内服はリスパダール３mg錠２錠分２、リスペリドンＬＡＩはリスパダールコンスタ50mg２Ａで計算）必要になりました。たかだか月額数千円の薬を使っていた精神科でいきなり月額７万６０００円かかると言われたのです。内服とＬＡＩの違いで計算しても、それまで３

倍の価格で提供されていたものが新製品は19倍だと言われたのです。これは余りにも高価に思われました。

次の問題は月2回の投与が必要であることでした。先行する第一世代抗精神病薬のLAIが既に月1回投与を達成しているところに月2回投与が必要と言われては患者さん本人にとっても現場の医師、看護師等にとってもありがたみが薄いように思われても仕方のないことでした。

他にも投与前に混注が必要で面倒なこと、かなり太い注射針が必要で恐怖感を与えること、血中濃度が上昇するのに2～3週間程度必要で、内服からの移行やその後の用量調整にテクニックが必要であったこと、など、様々な問題がありました。それらを踏まえ、リスペリドンLAIは個人的にはごく僅かな患者さんに勧めるに留まりました。

その後、2剤目の第二世代抗精神病薬のLAIとして発売されたのがパリペリドンLAI（商品名：ゼプリオン水懸筋注）でした。リスペリドンLAIから遅れること4年、

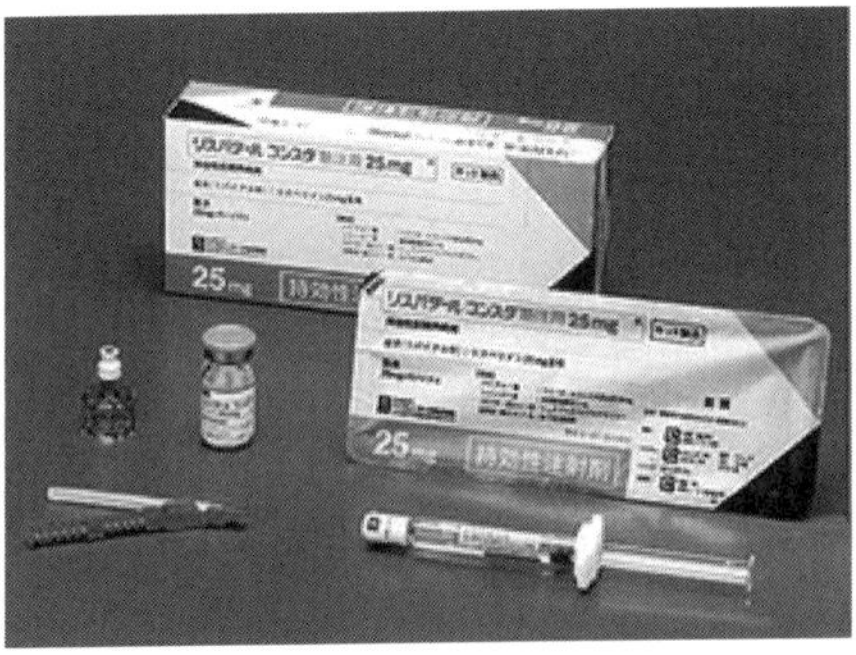

▲リスパダールコンスタ筋注用

２０１３年に発売されたパリペリドンＬＡＩは、リスペリドンＬＡＩと同等とされる用量で比べると７万６０００円（リスパダールコンスタ50mg２Ａ）から４万９０００円（ゼプリオン１００mg１Ａ）に価格が下がり、投与回数も月２回が１回に減りました。内服との比較でも、パリペリドンの内服薬は特殊な構造の徐放性製剤であったため比較的高価で１日６００円、月に１万８０００円程度かかるものがＬＡＩにすると４万９０００円（パリペリドン内服はインヴェガ９mg錠１錠分１、パリペリドンＬＡＩはゼプリオン１００mg１Ａで計算）となり、３倍弱でハロペリドールとほぼ同等となりました。さらに、投与前の混注は不要になり、注射針も20Ｇ（ゲージ）から22／23Ｇへと細くなりました。また、血中濃度が遅れて上昇するといった変わった動態を示さなくなったことに加え、

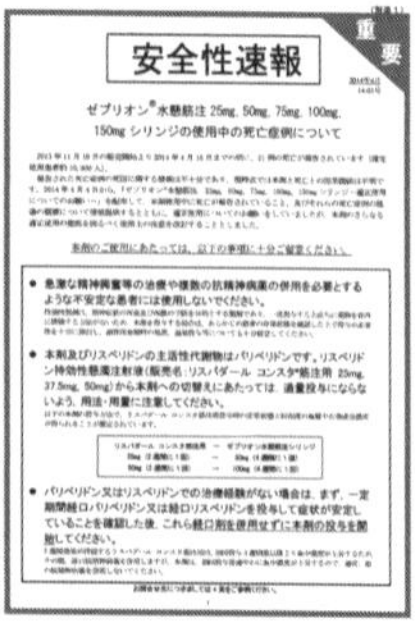

重要

安全性速報

ゼプリオン®水懸筋注 25mg、50mg、75mg、100mg、150mg シリンジの使用中の死亡症例について

本剤のご使用にあたっては、以下の事項に十分ご留意ください。

● 急激な精神興奮等の治療や複数の抗精神病薬の併用を必要とするような不安定な患者には使用しないでください。

● 本剤及びリスペリドンの主活性代謝物はパリペリドンです。リスペリドン持効性懸濁注射液(販売名:リスパダール コンスタ®筋注用 25mg、37.5mg、50mg)から本剤への切替えにあたっては、過量投与にならないよう、用法・用量に注意してください。

● パリペリドン又はリスペリドンでの治療経験がない場合は、まず、一定期間経口パリペリドン又は経口リスペリドンを投与して症状が安定していることを確認した後、これら経口剤を併用せずに本剤の投与を開始してください。

▲ゼプリオン水懸筋注の安全性速報

投与開始時に急速に血中濃度を高めて安定させる導入法が製薬会社から推奨されたため、リスペリドンＬＡＩの弱点はほとんど克服されたように思われました。

唯一の問題は、リスペリドンに比べパリペリドンが市場で弱いことでしたが、一発逆転するために製薬会社が用意したのが前述の「投与開始時に急速に血中濃度を高めて安定させる」導入法でした。それまでのような抗精神病薬を使っていたかを問わず、パリペリドンを初回、２回目と2週連続で高用量用いることで速やかに効果を出すようにし、導入初期に症状が悪化することを防ごうとしたのです。これは製薬会社の試みとしては大変良い取り組みだったと思います。急速増量そのものはハイリスクな治療法であると精神科では従来から考えられており、少なくとも通院では積極的には試みられないものですが、製薬会社がそのリスクを取る（添付文書にも記載することで、現場の医師の判断にリスクを押し付けない）姿勢を示したことで、現場では安心して試みることができるようになる、はずでした。

はずでした、と書いたのは、製薬会社の想定以上に事故が発生したからです。発売されてわずか5ヶ月間の間に21人の死者が出たため2014年春に安全性速報が出されたのです。これには様々な理由があったと思われますが、一番は製薬会社が想定していたＬＡＩの導入方法を逸脱したケースが多数あったためです。ＬＡＩの利点は内服が不要となることであり、その観点からはリスペリドンまたはパリペリドンの内服を少量〜中等量服用し、それ以外には抗精神病薬は服用していない患者さんに用いることがベストです。そのような患者さんを一時期でも悪化させないためには製薬会社が用意した導入法はあまり問題にならなかったはずですが、現場ではそのような患者さんにだけ用いられた訳ではなかったのです。

39
良いプロモーションだったのか

パリペリドンＬＡＩ（商品名：ゼプリオン水懸筋注）は発売されてわずか5ヶ月間の間に21人の死者が出て、安全性情報が出されました。死亡率が高すぎるとの批判も高まり、週刊誌で批判記事が出たりもしました。

しかし、死亡例を検討していく中で分かってきた一番の問題は現場での使われ方でした。多剤大量療法、高齢、身体合併症の存在、パリペリドンの使用歴がないなど、製薬会社が想定していた以上に高いリスクを有する患者さんにもあまり考えなくパリペリドンＬＡＩが使用されたのです。そのような場合には製薬会社が用意した「投与開始時に急速に血中濃度を高めて安定させる」導入法はかなり危険なものになります。何らかの副作用が出現しても薬物の効果が長期に持続するため、対応がより困難になるからです。その後投与に際してより慎重な姿勢が求められるようになり、現在はパリペリドンＬＡＩそのものが危険な薬だとは考えられなくなっているようです。

第二世代抗精神病薬のＬＡＩとして次に発売されたのがアリピプラゾールＬＡＩ（商品名：エビリファイ持続性水懸筋注用）でした。２０１５年に発売されたアリピプラゾールＬＡＩはパリペリドンＬＡＩ同様月1回の投与で妥当な価格が設定され、内服で1日560円、月に1万6０００円程度かかるものが、ＬＡＩにすると4万6０００円（アリピプラゾール内服はエビリファイ24㎎ＯＤ錠1錠分1、アリピプラゾールＬＡＩはエビリファイ持続性水懸筋注用4００㎎キット1キットで計算）となり、3倍弱でパリペリドンＬＡＩ、ハロペリドールデカン酸エステルと同水準になりました。

アリピプラゾールＬＡＩはパリペリドンＬＡＩのような急速増量の代わりに、導入前にアリピプラゾール内服を行うことを必要条件とし、かつ、そのアリピプラゾール内服を一定期間併用する導入法が用いられたこともあり、リスクは低く抑えられました。用量が4００㎎と3００㎎という二つしかなく、3００㎎は副作用対策で基本的には4００㎎のみ用いるとされています。「少量を内服している患者に大量の内服が必要な患者と同じだ

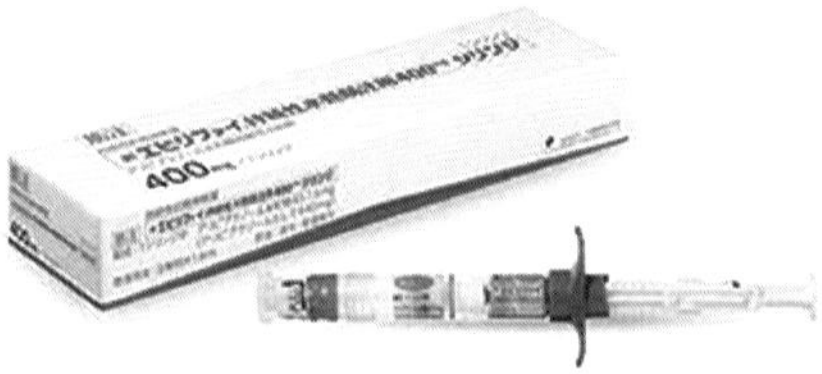

▲エビリファイ持続性水懸筋注用

け投与することになるが、それはおかしいのではないか」、「高用量必要な患者には効果がないのではないか」といった批判も聞かれました。確かに、前者の批判は価格の点では逃れようのないものですが、アリピプラゾールがドーパミン部分アゴニストであるという特性は、実際に必要な用量よりも多く投与されたとしても副作用が出にくくなるというものであり、過剰な投与が問題になることはないように思われます。考えようによっては、用量を一つに設定することで医師の裁量を減らし、高コストになっても過少投与されて再入院するリスクを減らしたのだとも考えられます。後者の批判についても、24mgないし30mg用いている患者さんに導入して急速な病状悪化を招くこともそれほどなく、投与経路の違いもあって400mgで十分効果を発揮しているような印象を受けます。

ここで「統合失調症治療にLAIがパラダイムシフトをもた

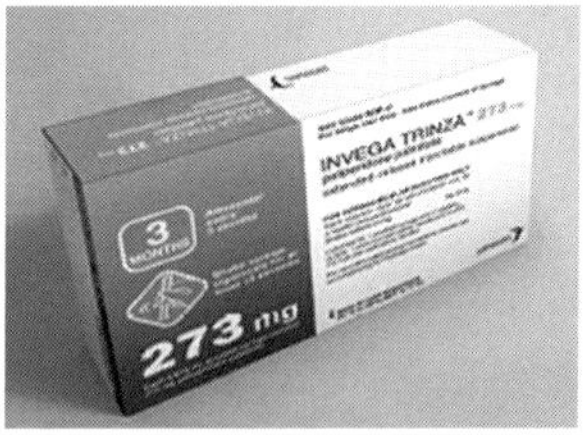

▲インヴェガトリンザ注（本邦未発売の3ヶ月製剤）

らす」とでも呼ぶべき製薬会社によるプロモーションに話を戻しましょう。パリペリドンＬＡＩとアリピプラゾールＬＡＩはＬＡＩという製剤の特徴を十分理解して用いる限り、製薬会社のプロモーション（広告宣伝活動）通り優れた薬剤であると考えられます。統合失調症は治療の経過中しばしば再発を繰り返し、その度に幻聴や妄想といった陽性症状も治りにくくなり、社会性や認知機能も次第に低下してしまう疾患です。第一世代、第二世代と抗精神病薬が次々と開発され、初回のエピソードであれば副作用もほとんどない状態で寛解、回復に至ることができるようになっています。服薬を続けさえすれば再発リスクもかなり少ないはずなのですが、かなり多くの患者さんが服薬忘れや自己中断による再発を経験してしまい、その結果症状が一段と進行してしまいます。このような再発を止めるのは難しいのですが、ＬＡＩであれば、月1回の受診さえ忘れなければ再発の確率を大きく減らすことができます。また、残念ながら日本での導入時期は未定ですが、海外では２ヶ月、３ヶ月効果が持続する製剤も販売されており、これらの製剤を用いれば今以上に薬物の体内動態は安定することが期待でき、更に患者さんのＱＯＬが改善すると期待されます。

今後注意するべき点を挙げるなら、この手のプロモーションは製薬会社主導なので、より利益の出る商品が出れば、そちらへ誘導する圧力がかかるだろうということです。ハロペリドールデカン酸エステル、フルフェナジンデカン酸エステルといった比較的良質なデポ剤が第二世代抗精神病薬を推進する製薬会社のプロモーションの波にかき消されてマイナーな薬剤に留まってしまったことを忘れてはなりません。今後同様の事態が起きるかどうか慎重に見守る必要があります。しかし、統合失調症に対しては難治例に対するクロザピンを除けばＬＡＩ以上の効果が期待できる再発予防治療は現在のところありませんし、今後もそれほど劇的に期待できる新薬はなさそうです。今後しばらくはＬＡＩを推進していくことで入院治療に対する依存度の高い日本の精神科医療を変えていくことになるでしょうから、ＬＡＩを推進するプロモーションは個人的に賛同しているところです。

あとがき

はじめに、の項で私の好きな小説家としてレイモンド・チャンドラーとJ・D・サリンジャーの名前を挙げました。チャンドラーと言えばフィリップ・マーロウ、サリンジャーと言えばホールデン・コールフィールドの名前が頭に浮かぶと思います。最初からここまで読んで下さった方には、私が人格形成期にフィリップ・マーロウとホールデン・コールフィールドに少なからず影響を受けたのをリアルに感じてもらえたのではないかと思います。

３年間の連載を通じて意識してきたことは、精神科という場所が否応なく製薬会社や精神科病院という巨大な機関によって形成される経済システムであり、そんなに小さくない規模の経済システムを形成しているために宣伝活動等によって真実が簡単に捻じ曲げられてしまうことをいかに伝えるかということでした。これは末端の消費者である臨床医や患者さん自身には気づかれにくいように本当に巧妙に捻じ曲げられており、何も気づかないまま堂々と間違った宣伝活動に乗せられてしまうのをよく見かけます。

巻き込まれている最中には何が真実で何が間違いなのかはわかりにくいものですが、歴史を辿ると間違いはふるい落とされ真実が明らかになっていきます。そのため、薬物や治療法などの歴史をなぞりながら、現在の精神科の在り方の正しいところ、間違っているところを読みながら考えてもらえるような構成にしたいなと思い、概ねその方向で書き上げられたと思っています。

希望を抱いて精神科医を目指し、20年経った今、全てが絶望に終わってしまったのかどうか。読者の皆様にご判断いただければと思います。

ご愛読ありがとうございました。

索引

松本均彦（まつもと　なおひこ）

昭和 48 年（1973 年）4 月　兵庫県芦屋市生まれ
平成 10 年（1998 年）3 月　大阪大学医学部医学科卒業
平成 10 年（1998 年）4 月　大阪大学医学部付属病院神経科精神科研修医
平成 11 年（1999 年）4 月　大阪大学大学院医学系研究科博士課程入学
平成 15 年（2003 年）3 月　同修了、医学博士
平成 15 年（2003 年）4 月　大阪第二警察病院神経科医員
平成 17 年（2005 年）4 月　医療法人長尾会ねや川サナトリウム医員
平成 19 年（2007 年）4 月　同病棟医長
平成 24 年（2012 年）4 月　同医局長
平成 26 年（2014 年）4 月　同副院長
医師、医学博士、精神保健指定医

精神疾患《せいしんしっかん》の病態《びょうたい》と向精神薬《こうせいしんやく》

2018 年 11 月 23 日　第 1 刷発行

著　者　松本均彦
発行者　小山紀夫
発　行　株式会社薬事日報社　http://www.yakuji.co.jp/
東京都千代田区神田和泉町 1 番地　電話 03 − 3862 − 2141
印　刷　音羽印刷株式会社

　ISBN978-4-8048-1480-5